Angoisse Libérée :
Un Guide Pratique pour Démystifier
et Maîtriser vos Inquiétudes

par

Olivier Steele

"Laissez vos angoisses derrière vous et découvrez la sérénité intérieure."

https://www.odeditions.fr/

« ANGOISSE LIBEREE :

Un Guide Pratique pour Démystifier et Maîtriser vos Angoisses »

Olivier Steele

Avertissement

Préface :

Cher lecteur,

Il me fait plaisir de vous accueillir dans les pages de "Angoisse Libérée : Un Guide Pratique pour Démystifier et Maîtriser vos Inquiétudes".
Dans ce livre, nous explorons ensemble le monde complexe des angoisses, ces émotions qui touchent chacun d'entre nous à un moment ou à un autre de notre vie.
Que vous soyez en quête de solutions pour faire face à vos propres inquiétudes ou que vous souhaitiez mieux comprendre et soutenir un proche, ce guide a été conçu pour vous accompagner tout au long de ce voyage.

En tant que spécialiste des troubles anxieux depuis plus de deux décennies, j'ai eu la chance d'accompagner de nombreuses personnes dans leur quête de sérénité et de bien-être émotionnel.
L'anxiété est une réalité complexe, souvent mal comprise, mais elle peut être apprivoisée avec les bons outils et les bonnes stratégies.
Dans ce livre, nous aborderons de manière approfondie les différentes facettes de l'anxiété, depuis ses origines jusqu'aux moyens concrets pour la gérer au quotidien.

Mon objectif est de vous offrir un guide pratique, accessible à tous les adultes, pour vous aider à démystifier les mécanismes de l'anxiété et à découvrir des techniques éprouvées pour la maîtriser. Vous trouverez ici une combinaison équilibrée d'informations scientifiques, de conseils pratiques et d'exercices concrets. Loin d'être une formule magique, ce livre est un outil qui vous permettra de prendre en main votre bien-être émotionnel.

Chaque chapitre a été soigneusement élaboré pour vous offrir des informations claires et utiles. De la compréhension des différents types d'angoisses à la mise en place d'un plan d'action personnalisé, en passant par la reconnaissance des signaux d'alerte et les techniques de gestion, nous aborderons chaque étape du chemin vers la libération des angoisses.

N'oubliez pas que vous êtes au cœur de ce voyage. Vos expériences, vos défis et vos triomphes sont ce qui rend ce voyage unique et significatif. Je vous encourage à aborder ce guide avec curiosité et ouverture d'esprit. Prenez le temps de réfléchir, d'expérimenter les exercices proposés et de vous engager pleinement dans les stratégies de gestion que nous explorerons ensemble.

Votre bien-être émotionnel est une priorité, et il est tout à fait possible de surmonter les défis de l'anxiété pour vivre une vie épanouissante.
Je suis honoré de vous accompagner dans cette démarche et je vous encourage à persévérer, à vous investir dans votre propre cheminement vers la sérénité.

Je vous souhaite une lecture enrichissante et un voyage de découverte personnelle fructueux au fil des pages de "Angoisse Libérée".

Avec bienveillance,

Olivier Steele

Introduction :

Bienvenue dans "**Angoisse Libérée : Un Guide Pratique pour Démystifier et Maîtriser vos Angoisses** ".

Si vous êtes en train de lire ces lignes, il est probable que vous ayez déjà croisé le chemin de l'anxiété et des angoisses, ces compagnons indésirables qui peuvent parfois sembler prendre le contrôle de nos vies. Mais rassurez-vous, ce livre est conçu pour vous aider à reprendre ce contrôle, à démystifier ces émotions envahissantes et à les transformer en alliés pour votre croissance personnelle.

L'anxiété est une expérience humaine universelle. Nous avons tous ressenti cette montée d'adrénaline avant un grand événement, ou ces pensées inquiétantes qui semblent tourner en boucle. Cependant, lorsque l'anxiété devient chronique, quand elle se transforme en un compagnon constant et oppressant, il est temps de réagir. Ce guide a été conçu par un spécialiste qui a passé plus de 20 ans à comprendre les mécanismes de l'anxiété et à aider les individus à la surmonter.

Dans les pages qui suivent, vous découvrirez des connaissances approfondies sur les origines de l'anxiété, les mécanismes sous-jacents de la peur, ainsi que des outils concrets pour gérer vos inquiétudes au quotidien. Nous explorerons ensemble des techniques de relaxation, des stratégies cognitives et comportementales, ainsi que des approches de gestion holistique pour favoriser un bien-être global. De plus, vous apprendrez à affronter les déclencheurs de l'anxiété au lieu de les éviter, vous permettant ainsi de reprendre le contrôle de votre vie.

Mais ce livre ne se contente pas de vous fournir des outils. Il vous guide également à travers un processus de transformation personnelle.

Un plan d'action personnalisé vous aidera à élaborer des étapes concrètes pour surmonter vos angoisses, et un journal d'anxiété vous permettra de suivre vos progrès et d'ajuster vos stratégies en conséquence. Chaque petite victoire sera célébrée, et vous serez encouragé à regarder vers l'avenir avec confiance et sérénité.

L'anxiété ne définit pas qui vous êtes, et les angoisses ne doivent pas dicter votre vie. Avec engagement, patience et les connaissances partagées dans ce guide, vous avez le pouvoir de libérer vos angoisses et de créer une vie épanouissante et équilibrée. Je suis ravi de vous accompagner dans ce voyage vers la libération des angoisses et l'épanouissement personnel.

Je n'hésiterai pas à répéter encore et encore les choses. Les bases mêmes de l'apprentissage sont la répétition… alors n'en soyez pas étonné.

Prêt à démystifier et à maîtriser vos inquiétudes ?
Prenons notre temps, Rome ne s'est pas fait en un jour. Il faudra encrer de nouvelles habitudes, et cela peut prendre entre deux à trois mois pour changer ses habitudes, à condition d'y travailler chaque jour. Mais **ne lâchez pas**. Le jeu en vaut la chandelle…

Tournons la page et commençons ce voyage ensemble.

Je vous souhaite une belle transformation.

Olivier Steele

Chapitre 1 :

Exploration des Différents Types d'Angoisses

Les fondements de l'anxiété

L'anxiété, cette émotion complexe et omniprésente, est un compagnon inévitable du voyage de la vie humaine. Elle se faufile silencieusement à travers nos pensées, s'infiltre dans nos sensations et colore nos expériences émotionnelles. Que nous soyons conscients de sa présence ou non, l'anxiété fait partie intégrante de notre existence, rappelant à notre esprit la fragilité de notre équilibre émotionnel.

L'anxiété ne se limite pas à une définition simple et univoque. Elle est bien plus qu'un simple frisson d'appréhension avant un grand événement ou qu'un sentiment momentané d'inquiétude face à l'inconnu. Elle est un tissu complexe d'émotions, de pensées et de réactions physiologiques, tissant une expérience unique pour chaque individu. Pour saisir pleinement cette émotion, il est essentiel de plonger dans la variété de ses formes et de ses nuances.

Anxiété Normale : Le Compagnon Adaptatif de l'Humanité

L'anxiété normale, parfois appelée "anxiété adaptative", est une réaction intrinsèquement humaine envers les défis de la vie. Imaginez-vous debout au bord d'un précipice, prêt à sauter en parachute pour la première fois.

Votre cœur bat plus rapidement, vos mains deviennent moites, et une légère boule d'appréhension se forme dans le creux de votre estomac. Cette réponse, cette danse entre l'anticipation et la peur, est l'anxiété normale à l'œuvre.

C'est une réaction qui trouve ses racines dans nos ancêtres préhistoriques. Dans les moments où leur survie était en jeu, l'anxiété a servi comme une sentinelle intérieure, les avertissant des dangers potentiels. Elle a amplifié leur vigilance dans des territoires inconnus et les a préparés à faire face à des prédateurs redoutables. De cette manière, l'anxiété a été un allié crucial dans la longue histoire de l'évolution humaine.

Les Troubles Anxieux : L'Obscurité de l'Excessivité

Cependant, il existe une ligne fine entre l'anxiété normale et les troubles anxieux. Cette ligne devient floue lorsque l'anxiété, au lieu d'être adaptative, devient envahissante et dysfonctionnelle. Les troubles anxieux sont des expressions extrêmes de cette émotion, où la peur et l'inquiétude commencent à dicter le rythme de la vie quotidienne.

Prenons le trouble panique, par exemple. Imaginez-vous submergé par une vague soudaine de terreur, accompagnée d'un battement de cœur irrégulier et de sensations d'étouffement. Ces crises de panique, parfois déclenchées sans avertissement, peuvent être si intenses qu'elles laissent un impact durable sur la psyché. Le trouble panique transforme des situations normales en terrains minés émotionnels, où la simple idée de revivre une crise peut alimenter l'anxiété.

De même, le trouble anxieux généralisé se distingue par une inquiétude persistante et excessive au sujet de divers aspects de la vie, de la santé à la carrière en passant par les relations. Cette inquiétude constante, bien qu'irrationnelle, peut être extrêmement débilitante, volant non seulement la paix intérieure, mais aussi la capacité de profiter des moments présents.

L'Anxiété Sociale : Quand les Regards Deviennent des Jugements

Ensuite, il y a l'anxiété sociale, un type d'anxiété qui met en évidence l'impact des interactions humaines. Imaginez-vous entrant dans une pièce pleine de gens, votre cœur bat plus vite, votre gorge se serre, et une vague de nervosité vous submerge. Vous vous sentez observé, scruté par des yeux invisibles qui semblent prêts à juger chacun de vos mouvements. C'est l'anxiété sociale qui se manifeste, colorant les interactions sociales d'une teinte d'appréhension constante.

Les personnes souffrant d'anxiété sociale peuvent trouver des tâches simples comme parler en public, participer à des conversations de groupe ou même manger en public, accablantes et émotionnellement épuisantes. Les pensées auto-dépréciatives et les scénarios catastrophiques tissent un réseau complexe d'anxiété, leur faisant craindre le regard critique des autres. Cette forme d'anxiété peut les isoler socialement, limitant leurs interactions et entravant leur développement personnel et professionnel.

L'Anxiété de Performance : Entre Excellence et Autodestruction

Une autre nuance fascinante de l'anxiété est l'anxiété de performance. Imaginez-vous sur le point de présenter un projet que vous avez minutieusement préparé. À mesure que le moment approche, l'anxiété monte en flèche, vous faisant douter de vos compétences et redoutant l'échec. Cette forme d'anxiété se dévoile dans des situations où notre performance est évaluée, que ce soit dans le contexte professionnel, académique ou même personnel.

L'anxiété de performance est souvent générée par des attentes élevées que nous nous imposons, ainsi que par la peur du jugement des autres.
Cette pression auto-infligée peut être source de motivation, mais elle peut aussi se transformer en fardeau écrasant.

L'anxiété de performance peut nous conduire à nous évaluer de manière disproportionnée, à éviter les défis par crainte d'échouer et à déformer nos propres succès en insatisfactions perpétuelles.

L'Anxiété Chronique : La Compagne de l'Ombre

Enfin, plongeons dans l'obscurité de l'anxiété chronique. Imaginez-vous vivre avec une inquiétude constante, un sentiment d'appréhension persistant qui se faufile dans tous les recoins de votre esprit. L'anxiété chronique ne se limite pas à des moments spécifiques ou à des événements particuliers. Elle est présente comme une ombre, enveloppant chaque pensée, chaque décision et chaque interaction.

Les personnes aux prises avec l'anxiété chronique peuvent avoir du mal à se détendre, même dans des situations normalement apaisantes. Les soucis deviennent leur compagnon constant, envahissant leur esprit sans relâche. Cette forme d'anxiété peut non seulement épuiser mentalement, mais aussi affecter physiquement, causant des symptômes tels que des maux de tête, des troubles du sommeil et des tensions musculaires.

Conclure : Les Mille Visages de l'Anxiété

En explorant ces différents types d'angoisses, il devient évident que l'anxiété est un spectre complexe, allant de la réaction adaptative à la tourmente chronique. Chaque type d'anxiété a ses propres dynamiques, ses propres déclencheurs et ses propres conséquences. Reconnaître cette variété est essentiel pour entamer un voyage de compréhension et de guérison.

La prochaine étape consiste à explorer les mécanismes profonds qui sous-tendent ces diverses expressions de l'anxiété. En comprenant les facteurs biologiques, psychologiques et environnementaux qui contribuent à chaque type, nous pourrons mieux cerner les stratégies efficaces pour les gérer et les surmonter.

Les racines de l'anxiété

Biologie et Psychologie

Maintenant que nous avons exploré les différentes teintes de l'anxiété, plongeons dans les profondeurs de ses origines. Pour comprendre comment l'anxiété prend racine en nous, nous devons explorer les interactions complexes entre la biologie et la psychologie de notre être.

Les Fondations Biologiques de l'Anxiété

L'anxiété n'est pas simplement un produit de l'esprit ; elle est profondément enracinée dans notre biologie. Notre cerveau abrite un réseau complexe de structures interconnectées qui orchestrent nos émotions, nos pensées et nos réactions physiologiques. Parmi ces structures, l'amygdale occupe une place centrale dans la genèse de l'anxiété.

L'amygdale, une petite région en forme d'amande logée dans le cerveau, est le "centre de peur" du cerveau. Elle est responsable de l'évaluation rapide des stimuli environnementaux et de la détection des menaces potentielles. Lorsqu'elle perçoit un danger, l'amygdale déclenche une cascade de réactions physiologiques, dont l'accélération du rythme cardiaque et la libération d'hormones de stress telles que le cortisol.

Cette réponse de "combat ou fuite" était vitale pour nos ancêtres confrontés à des dangers réels.
Cependant, dans le monde moderne, où les menaces physiques immédiates sont moins fréquentes, l'amygdale peut parfois réagir de manière excessive à des situations non dangereuses.
Cela peut engendrer des sentiments d'anxiété et de nervosité, même lorsque le danger est plus perçu que réel.

Le Rôle de la Chimie Cérébrale

La chimie cérébrale joue également un rôle crucial dans la genèse de l'anxiété. Les neurotransmetteurs, les messagers chimiques du cerveau, modulent nos émotions et notre comportement. Parmi ces neurotransmetteurs, la sérotonine et le GABA (acide gamma-aminobutyrique) jouent un rôle central dans la régulation de l'humeur et de l'anxiété.

La sérotonine, souvent appelée le "neurotransmetteur du bonheur", est impliquée dans la modulation de l'humeur, de l'appétit et du sommeil. Un déséquilibre de la sérotonine peut contribuer à des troubles anxieux tels que le trouble panique et le trouble obsessionnel-compulsif. Le GABA, quant à lui, est le principal neurotransmetteur inhibiteur du cerveau. Il calme l'excitation neuronale, jouant ainsi un rôle crucial dans la gestion de l'anxiété. Un déficit en GABA peut augmenter la susceptibilité à l'anxiété et aux crises de panique.

L'Interaction entre Génétique et Environnement

Notre prédisposition à l'anxiété est également influencée par des facteurs génétiques et environnementaux. Des études ont montré que les personnes ayant des antécédents familiaux d'anxiété ont un risque accru de développer des troubles anxieux. Cela suggère qu'il existe une composante génétique qui influence notre vulnérabilité à l'anxiété.

Cependant, les gènes ne sont qu'une partie de l'équation. L'environnement dans lequel nous évoluons peut influencer l'expression de ces gènes.
Des événements traumatiques, le stress chronique ou des expériences négatives de l'enfance peuvent activer des prédispositions génétiques à l'anxiété. De plus, notre apprentissage précoce de la manière de faire face au stress et aux défis peut façonner notre réponse future à l'anxiété.

Le Pouvoir des Cognitions : Pensées et Croyances

La psychologie joue également un rôle majeur dans l'expérience de l'anxiété. Nos pensées, croyances et interprétations façonnent la manière dont nous percevons et réagissons aux situations. Le modèle cognitif de l'anxiété met en lumière comment nos pensées automatiques, nos croyances et nos schémas mentaux influencent notre état émotionnel.

Prenons l'exemple de l'anxiété sociale. Imaginez que vous ayez une croyance profonde que les autres vous jugent constamment et vous trouvent insuffisant. Cette croyance peut entraîner des pensées automatiques négatives, telles que "Ils vont me trouver ridicule" ou "Je vais faire une erreur embarrassante". Ces pensées renforcent à leur tour votre anxiété, déclenchant des réactions physiologiques et comportementales qui confirment vos croyances.

La bonne nouvelle est que nous pouvons remodeler nos schémas de pensées et nos croyances pour réduire l'anxiété. La thérapie cognitive et comportementale (TCC) offre des techniques pour identifier et défier les pensées négatives automatiques. En remplaçant ces pensées par des alternatives plus réalistes et positives, nous pouvons affaiblir l'emprise de l'anxiété sur notre esprit.

Apprentissage et Conditionnement : La Construction de l'Anxiété

L'apprentissage et le conditionnement jouent également un rôle dans la formation de l'anxiété.
Dans certaines situations, nous pouvons associer des expériences négatives à des stimuli spécifiques, créant ainsi des réponses anxieuses conditionnées.
Par exemple, si une personne subit une attaque de panique dans un ascenseur, elle peut développer une association entre les espaces clos et l'anxiété.

De plus, l'apprentissage social peut amplifier l'anxiété. Si nous observons les autres réagir avec peur dans certaines situations, nous sommes plus susceptibles d'adopter leurs réactions.
Cela peut renforcer nos propres inquiétudes et contribuer à la diffusion de l'anxiété à travers les relations sociales.

Le Cycle de l'Anxiété : Un Tourbillon Interconnecté

La biologie et la psychologie s'entrelacent pour former un cycle complexe d'anxiété. L'anxiété excessive peut déclencher des réactions physiologiques, telles qu'une accélération du rythme cardiaque et une respiration rapide, qui à leur tour renforcent l'anxiété. De même, nos pensées et croyances anxiogènes influencent nos émotions et nos comportements, créant ainsi un cercle vicieux d'anxiété.

Facteurs Internes et Externes

Maintenant que nous avons exploré les différents types d'angoisses ainsi que les bases biologiques et psychologiques de l'anxiété, plongeons encore plus profondément dans les facteurs qui nourrissent cette émotion complexe. L'anxiété n'est pas le résultat d'une seule cause, mais plutôt le produit de l'interaction entre des éléments internes et externes qui influencent notre expérience émotionnelle.

Facteurs Internes : La Sensibilité Personnelle

Chaque individu possède une disposition unique à ressentir et à réagir à l'anxiété.
Cette sensibilité personnelle résulte de facteurs génétiques, de l'histoire de vie et de la composition chimique du cerveau.

Certaines personnes peuvent être plus enclines à l'anxiété en raison de variations dans les gènes qui régulent les neurotransmetteurs liés à l'humeur et à l'anxiété.

De plus, les expériences de vie jouent un rôle crucial dans la façon dont nous percevons et gérons l'anxiété. Des événements traumatisants, des perturbations familiales ou des expériences négatives de l'enfance peuvent sensibiliser certaines personnes à l'anxiété. Ces expériences laissent une empreinte émotionnelle profonde qui peut rendre les individus plus réactifs aux déclencheurs anxieux.

Facteurs Externes : L'Impact de l'Environnement

Notre environnement joue également un rôle majeur dans la genèse de l'anxiété. Des situations stressantes, des pressions sociales et des demandes professionnelles peuvent agir comme des catalyseurs pour l'anxiété. Par exemple, des échéances serrées au travail peuvent déclencher une montée d'anxiété due à la pression de performance et à la crainte de l'échec.

Les expériences de vie négatives, telles que le deuil, la perte d'emploi ou la rupture d'une relation, peuvent créer des déséquilibres émotionnels qui favorisent l'anxiété. Les changements majeurs, même s'ils sont positifs, tels que se marier ou déménager dans un nouvel endroit, peuvent également provoquer de l'anxiété en perturbant notre routine et en introduisant l'inconnu.

L'Anxiété Apprise : Modèles de Comportement

L'apprentissage joue un rôle significatif dans la formation de l'anxiété.
Nous apprenons souvent à travers l'observation et l'imitation des modèles de comportement de notre entourage. Si nous avons grandi en observant des figures d'autorité réagir avec anxiété dans certaines situations, nous sommes plus susceptibles d'adopter ces mêmes réactions.

Le conditionnement peut également contribuer à l'anxiété. Si nous avons vécu des événements négatifs dans des contextes spécifiques, nous pouvons développer des réponses d'anxiété conditionnées à ces situations. Par exemple, si une personne a vécu une expérience traumatisante dans un endroit spécifique, ce lieu peut déclencher de l'anxiété, même des années plus tard.

La Perception Sélective : Filtres de la Réalité

Nos perceptions façonnent notre expérience de l'anxiété. La façon dont nous interprétons les événements et les situations peut amplifier ou atténuer notre niveau d'anxiété. Les filtres cognitifs, tels que l'attention sélective et la pensée catastrophique, peuvent accentuer notre focalisation sur les aspects négatifs et menaçants de la vie.

Imaginez que vous vous préparez pour une entrevue d'emploi. Si vous avez tendance à vous concentrer sur les pensées telles que "Je vais probablement bafouiller" ou "Ils ne vont pas m'apprécier", votre anxiété peut monter en flèche. Ces pensées négatives amplifient la perception de menace et renforcent vos réactions anxieuses.

Le Rôle de la Culture et de la Société

La culture et la société dans lesquelles nous évoluons exercent une influence significative sur la manière dont nous vivons et exprimons l'anxiété. Dans certaines cultures, l'expression ouverte des émotions, y compris l'anxiété, peut être découragée. Cela peut amener les individus à internaliser leur anxiété et à la vivre en silence, ce qui peut aggraver les symptômes au fil du temps.

D'autre part, dans certaines cultures, l'anxiété peut être normalisée et même valorisée. Des attentes élevées de performance, des pressions pour réussir et des normes sociales strictes peuvent contribuer à une augmentation de l'anxiété.

Les facteurs culturels et sociaux peuvent influencer la manière dont nous définissons le succès, la confiance en soi et la perception des autres, ce qui à son tour peut alimenter l'anxiété.

Le Cycle de l'Anxiété : Une Danse Complexité

Les facteurs internes et externes se tissent ensemble dans une danse complexe pour former l'expérience de l'anxiété. Par exemple, imaginez que vous ayez une prédisposition génétique à l'anxiété. Si vous avez grandi dans un environnement où les situations sociales étaient perçues comme menaçantes, cela peut renforcer vos réactions anxieuses dans des contextes sociaux.

De même, si vous avez été témoin d'un membre de votre famille réagir avec anxiété à certaines situations, vous pourriez avoir internalisé ces modèles de comportement. Cette combinaison de facteurs internes et externes peut créer un terrain fertile pour le développement de l'anxiété.

Conclure : Les Multiples Voix de l'Anxiété

En explorant les racines de l'anxiété, nous réalisons que c'est une émotion profondément enchevêtrée dans la toile de notre être. Elle résulte d'une symphonie complexe de facteurs biologiques, psychologiques, internes et externes. Comprendre cette complexité nous permet de démystifier l'anxiété et de mieux la gérer.

Alors que nous continuons notre voyage pour apprivoiser l'anxiété, nous plongerons plus profondément dans les stratégies concrètes pour la surmonter.
Nous découvrirons comment modifier nos pensées, ajuster nos réactions comportementales et construire un système de soutien solide pour naviguer dans les eaux tumultueuses de l'anxiété.

L'impact des pensées sur les émotions anxieuses

Dans notre exploration continue des mécanismes de l'anxiété, nous nous tournons maintenant vers un élément central qui influence profondément nos émotions anxieuses : nos pensées. Notre esprit est une toile complexe où se tissent des pensées, des croyances et des interprétations. Ces éléments intérieurs façonnent la façon dont nous percevons et ressentons les situations, et ils ont un rôle majeur à jouer dans l'amplification ou l'atténuation de l'anxiété.

L'Évolution des Pensées Anxieuses

Les pensées anxieuses ne naissent pas dans le vide. Elles émergent souvent en réponse à des situations perçues comme menaçantes ou stressantes. Imaginez que vous ayez une présentation importante à donner devant un public. Votre esprit pourrait être envahi par des pensées telles que "Je vais bafouiller" ou "Les gens vont me juger". Ces pensées anticipatoires exacerbent votre anxiété en créant des scénarios catastrophiques.

Ce processus de rumination, où nous mâchons sans fin des pensées anxieuses, peut amplifier nos émotions négatives. Plus nous nous engageons dans ces schémas mentaux, plus notre anxiété prend de l'ampleur. Cette spirale descendante peut entraîner une augmentation de la tension émotionnelle et physique, créant ainsi un cercle vicieux difficile à briser.

Les Biais Cognitifs : Verres Teintés de Négativité

Nos pensées sont également influencées par des biais cognitifs, des schémas de pensée automatiques qui déforment notre perception de la réalité.

Lorsque nous sommes anxieux, nous avons tendance à adopter des biais négatifs, filtrant les informations positives et amplifiant les aspects menaçants. C'est comme si nous portons des verres teintés de négativité à travers lesquels nous observons le monde.

Par exemple, si vous êtes enclin à l'anxiété sociale, vous pourriez vous concentrer sur le seul moment où vous avez senti que quelqu'un vous a regardé d'une manière étrange, tout en ignorant les nombreuses interactions positives que vous avez eues. Ce biais sélectif renforce votre perception que les autres vous jugent négativement, ce qui alimente davantage votre anxiété.

Le Monologue Intérieur : Auto-Discours Anxieux

Notre monologue intérieur, la conversation que nous entretenons avec nous-mêmes, joue un rôle essentiel dans la régulation de l'anxiété. Si votre dialogue intérieur est dominé par des pensées autocritiques et négatives, il peut agir comme un générateur continu d'anxiété. Par exemple, si vous avez échoué dans une tâche, votre monologue intérieur pourrait être envahi par des pensées telles que "Jc suis nul" ou "Je ne réussirai jamais".

Cependant, il est important de noter que le monologue intérieur peut être remodelé. En pratiquant la conscience de soi et la remise en question des pensées automatiques, vous pouvez commencer à remplacer les pensées négatives par des affirmations plus équilibrées et positives. Ce processus de modification du discours intérieur peut avoir un impact significatif sur la gestion de l'anxiété.

Le Pouvoir des Pensées Réaliste et Équilibrées

Heureusement, nous ne sommes pas impuissants face à nos pensées anxieuses. L'une des clés pour gérer l'anxiété est de cultiver des pensées réalistes et équilibrées.
Plutôt que de sauter immédiatement à des conclusions négatives, prenez le temps d'évaluer vos pensées de manière objective.

Demandez-vous si vos pensées sont basées sur des preuves concrètes ou sur des suppositions infondées.

Par exemple, si vous anticipez une réunion difficile au travail et que vous vous surprenez à penser "Tout va mal se passer", prenez du recul. Demandez-vous quelles sont les preuves qui étayent cette pensée et quelles sont les alternatives possibles. Peut-être que certaines réunions précédentes se sont bien déroulées, ou peut-être que vous surestimez l'ampleur de la difficulté.

La Pratique de l'Auto-Questionnement

Une technique efficace pour éclaircir les pensées anxieuses est l'auto-questionnement. Posez-vous des questions telles que :

- Est-ce que j'ai des preuves tangibles pour soutenir cette pensée ? Si vos pensées sont basées sur des suppositions plutôt que sur des faits, il est temps de les remettre en question.

- Quelle est la pire chose qui pourrait arriver ? Souvent, nous imaginons les scénarios catastrophiques, mais en réalité, les résultats négatifs sont rarement aussi terribles que nous le pensons.

- Ai-je déjà surmonté des situations similaires ? Rappelez-vous les moments où vous avez fait face à des défis et les avez surmontés avec succès. Cela peut renforcer votre confiance en vous.

- Est-ce que je pense de manière extrême ou en noir et blanc ? Évitez les pensées absolues comme "tout" ou "rien". La réalité est souvent nuancée.

- Y a-t-il une autre manière de voir la situation ? Essayez de considérer différents points de vue et de chercher des aspects positifs que vous pourriez ne pas avoir pris en compte.

Les Pensées comme Outils de Gestion

Au lieu de voir les pensées comme des obstacles à surmonter, pensez à les utiliser comme des outils de gestion de l'anxiété. Les techniques de restructuration cognitive, telles que la reformulation des pensées négatives en affirmations positives, peuvent être puissantes. Par exemple, si vous ressentez de l'anxiété à l'idée de parler en public, remplacez la pensée "Je vais bafouiller et tout le monde va me juger" par "Je peux me préparer et donner une présentation convaincante".

La pleine conscience est une autre pratique qui peut vous aider à développer une relation plus détachée avec vos pensées anxieuses. Au lieu de vous laisser emporter par elles, observez-les simplement sans jugement. Cela peut réduire leur pouvoir sur vous et vous permettre de choisir comment y répondre.

Conclure : Prendre les Rênes de Vos Pensées

En comprenant comment nos pensées influencent nos émotions anxieuses, nous prenons une étape cruciale vers la maîtrise de l'anxiété. En modifiant notre monologue intérieur, en remettant en question les pensées négatives automatiques et en cultivant des pensées réalistes, nous pouvons atténuer l'impact de l'anxiété sur notre bien-être.

La prochaine étape de notre voyage nous mène vers la sphère comportementale. Nous allons explorer comment nos actions, même les plus petites, interagissent avec nos pensées et nos émotions pour créer un cycle d'anxiété. Préparez-vous à découvrir des stratégies pratiques pour briser ce cycle et pour gérer efficacement l'anxiété au quotidien.

Chapitre 2 :

Mécanismes de l'Anxiété

Le Cycle de la Peur : Déclenchement, Réaction et Anticipation

Bienvenue dans le chapitre 2 de notre exploration, où nous plongerons dans les profondeurs des mécanismes sous-jacents de l'anxiété. Imaginez l'anxiété comme une danse complexe de réponses émotionnelles, mentales et physiologiques. Pour mieux comprendre cette danse, nous allons explorer le cycle de la peur, un schéma commun qui nous captive dans les griffes de l'anxiété.

La Symphonie de l'Anxiété

L'anxiété peut se manifester de différentes manières, des frissons épineux du trac au tourbillon des pensées inquiètes. Le cycle de la peur résume ce processus en trois étapes interconnectées : le déclenchement, la réaction et l'anticipation.

Imaginez-vous dans une situation qui génère de l'anxiété, comme parler en public. Cette situation agit comme un déclencheur, lançant une cascade d'événements internes et externes. Le déclenchement peut provenir d'une multitude de sources, allant des souvenirs traumatisants aux situations inconnues.

Étape 1 : Le Déclenchement

Le déclenchement est comme le coup de départ d'une course émotionnelle. Votre cerveau perçoit un signal de danger potentiel, qu'il soit réel ou imaginé. Il peut s'agir d'une pensée, d'un souvenir, d'une situation ou d'une sensation corporelle. Ce signal déclenche une réaction en chaîne dans votre cerveau, activant le système d'alarme de l'anxiété.

Les déclencheurs varient d'une personne à l'autre, et même d'une situation à l'autre. Pour certaines personnes, prendre l'avion peut être un déclencheur majeur d'anxiété, tandis que pour d'autres, c'est l'idée de parler en public. Reconnaître vos déclencheurs personnels est une étape cruciale pour démystifier l'anxiété et mettre en place des stratégies de gestion.

Étape 2 : La Réaction

Une fois que le déclencheur a sonné l'alarme, votre corps entre en mode de réaction. Votre système nerveux sympathique, souvent appelé "combat ou fuite", entre en action. Votre rythme cardiaque s'accélère, votre respiration devient plus rapide, et vos muscles se tendent. Cette réaction physiologique prépare votre corps à faire face à la menace perçue.

En même temps, votre esprit entre également en jeu. Vos pensées peuvent devenir agitées, chaotiques et dominées par des scénarios négatifs. Vous pouvez anticiper le pire, imaginer des échecs ou ressentir une perte de contrôle. Cette réaction mentale peut alimenter l'anxiété, car plus vous vous enlisez dans ces pensées, plus l'anxiété grandit.

Étape 3 : L'Anticipation

L'anticipation est la phase qui clôt le cycle de la peur et le prépare pour le prochain tour.

Après avoir traversé la réaction anxieuse, votre cerveau enregistre ces événements dans sa mémoire.

Lorsque vous êtes à nouveau confronté au même déclencheur ou à un semblable, votre cerveau se souvient de la réaction précédente et s'y prépare.

Cela peut créer un cercle vicieux d'anticipation anxieuse. Vous pouvez vous retrouver à craindre la peur elle-même, anticipant avec inquiétude la réaction physique et émotionnelle. Cette anticipation peut exacerber vos symptômes d'anxiété, rendant chaque confrontation avec le déclencheur encore plus difficile.

Les Effets à Long Terme

Le cycle de la peur ne se contente pas de se dérouler en boucle pendant des moments isolés d'anxiété. Au fil du temps, si ce cycle persiste, il peut avoir des effets plus profonds sur votre bien-être émotionnel et mental. La répétition constante de la réaction anxieuse peut renforcer les connexions neuronales associées à l'anxiété, ce qui rend le cycle de plus en plus enraciné.

L'anxiété anticipatoire peut également restreindre votre vie. Vous pourriez commencer à éviter les situations ou les endroits qui déclenchent votre anxiété, ce qui limite vos expériences et peut créer une sensation d'isolement. L'anticipation constante de l'anxiété peut également entraîner un épuisement émotionnel, car votre corps et votre esprit sont en état d'alerte perpétuel.

Briser le Cycle de la Peur

La bonne nouvelle est que le cycle de la peur peut être brisé. En comprenant les mécanismes sous-jacents de l'anxiété, vous avez déjà franchi la première étape. La prochaine étape consiste à développer des stratégies pour désamorcer ce cycle et réduire son impact.

La pleine conscience joue un rôle crucial dans ce processus.

En observant vos déclencheurs, vos réactions et vos anticipations avec détachement, vous pouvez affaiblir leur emprise sur vous.
La respiration profonde, la relaxation musculaire et d'autres techniques de gestion du stress peuvent aider à calmer la réaction physiologique.

Changer vos pensées est également essentiel. En modifiant les schémas de pensée négative et en adoptant des perspectives plus réalistes, vous pouvez réduire l'intensité de la réaction mentale. La pratique de l'exposition progressive, où vous vous confrontez progressivement à vos déclencheurs, peut également aider à désensibiliser votre réponse anxieuse.

Conclusion : Vers la Libération

En explorant le cycle de la peur, nous avons dévoilé un mécanisme clé qui alimente l'anxiété. Cependant, en comprenant ce cycle et en développant des outils pour le contrôler, nous ouvrons la porte vers la libération de l'anxiété. La maîtrise de ce cycle nous permet de reprendre le contrôle de nos réactions émotionnelles et de construire une nouvelle relation avec les situations qui nous angoissent.

Nous continuerons à explorer les différentes facettes des mécanismes de l'anxiété. Nous plongerons dans le rôle des neurotransmetteurs dans l'anxiété et découvrirons comment nos comportements façonnent nos ressentis. Préparez-vous à un voyage de compréhension profonde, d'exploration personnelle et de transformation positive.

Rôle des Neurotransmetteurs dans l'Anxiété

Dans le deuxième point fascinant de ce chapitre, nous plongerons dans les méandres intérieurs de l'anxiété. L'une des pièces maîtresses du puzzle de l'anxiété réside dans le domaine des neurotransmetteurs, ces messagers chimiques qui orchestrent nos émotions et nos réactions. Préparez-vous à découvrir comment ces minuscules molécules exercent un pouvoir énorme sur notre expérience de l'anxiété.

Le Théâtre Cérébral des Neurotransmetteurs

Imaginez votre cerveau comme une scène animée, où des acteurs chimiques jouent leur rôle pour façonner vos émotions. Les neurotransmetteurs sont ces acteurs, transportant des messages entre les cellules cérébrales (neurones). Chacun d'entre eux a son propre rôle à jouer dans la construction de votre expérience mentale et émotionnelle.

Lorsqu'il s'agit d'anxiété, plusieurs neurotransmetteurs prennent le devant de la scène. Les principaux acteurs dans cette pièce sont le GABA (acide gamma-aminobutyrique), la sérotonine et la noradrénaline. Leur interaction complexe crée la mélodie de l'anxiété que nous ressentons.

GABA : Le Calmant Naturel

Imaginez le GABA comme une main tendue pour calmer votre esprit agité. Ce neurotransmetteur inhibiteur a un effet apaisant sur les neurones, réduisant leur activité. C'est comme une brise douce qui apaise les vagues tumultueuses de pensées anxieuses. Lorsque le GABA est en abondance, il crée un sentiment de détente et de tranquillité.

Cependant, dans l'anxiété, le GABA peut ne pas être aussi abondant qu'il devrait l'être. Cela signifie que le frein mental est moins efficace, laissant les pensées anxieuses galoper.

Les niveaux de GABA peuvent être influencés par des facteurs génétiques, environnementaux et de style de vie. Heureusement, il existe des moyens de renforcer naturellement votre GABA, tels que la méditation, l'exercice et un sommeil adéquat.

Sérotonine : L'Équilibreur d'Humeur

La sérotonine est le modulateur d'humeur de votre cerveau. Elle régule les émotions, influence le comportement et favorise un sentiment général de bien-être. Une sérotonine adéquate est essentielle pour maintenir une humeur stable et prévenir les sautes d'anxiété et de dépression.

Dans l'anxiété, les niveaux de sérotonine peuvent être perturbés, créant un déséquilibre émotionnel. Cette baisse de sérotonine peut amplifier les sentiments d'inquiétude et de nervosité. Certains médicaments utilisés pour traiter l'anxiété agissent en augmentant les niveaux de sérotonine dans le cerveau.

Noradrénaline : Le Messager d'Alerte

Imaginez la noradrénaline comme une alarme stridente dans votre cerveau. Elle est responsable de déclencher la réponse de "combat ou fuite" en situation de danger. Lorsque vous êtes confronté à une menace réelle, la noradrénaline inonde votre corps pour vous préparer à réagir rapidement.

Cependant, dans l'anxiété, cette alarme peut sonner à tort. Des niveaux élevés de noradrénaline peuvent être à l'origine de symptômes physiques de l'anxiété, tels que le rythme cardiaque rapide et les mains moites. Des réponses exagérées de noradrénaline peuvent également contribuer à la persistance du cycle de la peur.

Interaction Complexes et Individualité

Il est important de noter que le rôle des neurotransmetteurs dans l'anxiété est complexe et individuel.

Chaque personne a une composition chimique unique dans son cerveau, ce qui signifie que les interactions entre les neurotransmetteurs peuvent varier. Les facteurs génétiques, les expériences de vie et le contexte environnemental jouent tous un rôle dans cette danse chimique.

À suivre : Nos Comportements et l'Anxiété

Comprendre le rôle des neurotransmetteurs dans l'anxiété nous offre une perspective nouvelle sur cette émotion complexe. Cependant, c'est une pièce du puzzle plus vaste. L'anxiété résulte de l'interaction dynamique entre nos pensées, nos émotions, nos comportements et nos processus biologiques. En approfondissant notre compréhension de ces mécanismes, nous sommes mieux équipés pour désacraliser l'anxiété et la maîtriser.

N'oublions pas que l'anxiété est une expérience humaine commune. Nous ne sommes pas seuls dans cette lutte. En développant nos connaissances et en partageant nos stratégies, nous pouvons travailler ensemble pour créer une vie plus calme et épanouissante.

Comment nos Comportements Influencent nos Ressentis

Bienvenue dans le troisième point captivant de ce chapitre, où nous plongerons dans l'interaction complexe entre nos comportements et nos ressentis anxieux. L'anxiété n'est pas simplement le résultat de pensées isolées ; elle est également façonnée par nos actions, nos habitudes et nos choix. Dans cette section, nous explorerons comment nos comportements peuvent amplifier ou atténuer nos sentiments d'anxiété.

L'Interaction entre Comportements et Émotions

Imaginez que vos émotions et vos comportements dansent ensemble dans un ballet complexe. Nos actions ne sont pas uniquement des réactions à nos émotions, mais elles peuvent aussi influencer nos ressentis émotionnels. Lorsque nous parlons de comportements influençant l'anxiété, nous faisons référence aux actions concrètes que nous entreprenons en réponse à nos sentiments d'inquiétude.

L'interaction entre nos comportements et nos émotions signifie que nos actions ne sont pas simplement des réponses à nos émotions, mais qu'elles ont le potentiel d'influencer activement nos sentiments émotionnels. Comprendre cette interaction complexe nous donne un levier pour cultiver des comportements qui renforcent la résilience émotionnelle et atténuent l'anxiété.

Comportements d'Évitement : Nourrir l'Anxiété

L'un des schémas comportementaux les plus courants dans l'anxiété est l'évitement. Lorsque nous nous sentons anxieux face à une situation ou un déclencheur spécifique, il est naturel de vouloir éviter cette situation pour échapper à l'inconfort. Cependant, l'évitement peut en réalité alimenter l'anxiété.

Lorsque nous évitons les situations qui nous causent de l'anxiété, nous renforçons l'idée que ces situations sont dangereuses. Notre cerveau enregistre ce comportement comme une confirmation que la menace est réelle, ce qui peut augmenter notre réponse anxieuse à l'avenir. L'évitement crée un cercle vicieux où plus nous évitons, plus notre anxiété grandit.

Validation des Inquiétudes : Le Piège de la Réassurance

Un autre comportement qui peut renforcer l'anxiété est la recherche constante de réassurance. Lorsque nous sommes anxieux, nous pouvons chercher des preuves ou des garanties que nos craintes ne se matérialiseront pas. Cela peut impliquer de poser constamment des questions aux autres, de vérifier et revérifier les informations ou de rechercher des preuves en ligne.

Bien que la réassurance puisse offrir un soulagement temporaire, elle peut aussi alimenter l'anxiété à long terme. Plus nous cherchons de réassurance, plus nous validons nos inquiétudes et renforçons l'idée que celles-ci sont justifiées. Apprendre à résister à la recherche constante de réassurance peut aider à affaiblir le lien entre nos comportements et nos ressentis anxieux.

Affronter l'Anxiété : Cultiver la Résilience

Plutôt que d'éviter les situations anxiogènes, l'affronter de manière progressive peut aider à construire la résilience émotionnelle. L'exposition progressive consiste à se confronter volontairement à des situations qui provoquent de l'anxiété, mais de manière contrôlée et graduelle. Cela permet à notre cerveau de s'habituer progressivement à ces situations et de réduire la réponse anxieuse.

Lorsque nous affrontons nos peurs de manière constructive, nous envoyons un message puissant à notre cerveau : la situation n'est pas aussi dangereuse que nous le pensions.
Cela peut affaiblir la réaction anxieuse, diminuer les symptômes physiques et réduire le cycle de la peur.

L'affrontement de l'anxiété est un processus guidé par des stratégies spécifiques, et nous en explorerons davantage dans les chapitres suivants.

Conclusion : Transformer nos Comportements

En comprenant comment nos comportements interagissent avec nos émotions, nous ouvrons la porte à la transformation. La prise de conscience de l'impact de nos actions sur nos ressentis anxieux nous donne le pouvoir de changer notre relation avec l'anxiété. En adoptant des comportements qui renforcent la résilience plutôt que l'évitement, nous pouvons construire des fondations solides pour la gestion de l'angoisse.

Dans les chapitres à venir, nous explorerons en profondeur le cycle de la peur et comment nos pensées interagissent avec nos émotions. Nous plongerons dans des stratégies concrètes pour interrompre ce cycle et créer des habitudes qui favorisent la tranquillité et l'autonomie émotionnelle.

C'est notre capacité à choisir nos actions et à cultiver des comportements positifs qui nous permettra de naviguer avec succès à travers les défis de l'anxiété. Chaque pas que nous prenons vers des actions constructives nous rapproche d'une vie où l'anxiété ne dicte pas nos choix, mais où nous sommes les maîtres de notre destin émotionnel.

Ensemble, nous démystifierons les mécanismes de l'anxiété et forgerons une voie vers la libération. Rejoignez-moi dans la prochaine étape passionnante de ce voyage, où nous plongerons dans le cœur du cycle de la peur et découvrirons comment les pensées tissent la trame de l'anxiété.

Chapitre 3 :

Reconnaître les Signaux d'Alerte

Symptômes physiques, émotionnels et comportementaux

L'anxiété, cette émotion complexe et omniprésente, ne se limite pas à une expérience purement mentale. Elle transcende nos pensées et influence profondément notre corps et nos comportements. Pour véritablement démystifier l'anxiété et prendre le contrôle, il est impératif de reconnaître et de comprendre les signaux d'alerte qui se manifestent à travers trois dimensions interconnectées : les symptômes physiques, émotionnels et comportementaux.

Les Signaux Physiques de l'Anxiété : Quand le Corps Réagit

L'anxiété ne se contente pas de flotter dans nos pensées. Elle se manifeste physiquement, créant un effet en cascade à travers notre système nerveux autonome. Lorsque nous sommes confrontés à une situation stressante ou menaçante, notre cerveau déclenche une réponse de combat ou de fuite. Cela provoque une libération d'adrénaline et d'autres hormones, entraînant des changements physiques perceptibles.

Les palpitations cardiaques, une respiration rapide et superficielle, la sueur excessive, les tensions musculaires et même des sensations de vertige peuvent tous être des signes physiques de l'anxiété. Votre corps réagit comme s'il était en état d'alerte maximale, préparé à réagir à une menace imminente. Ces symptômes peuvent être inconfortables, mais ils sont en réalité une réaction adaptative conçue pour augmenter vos chances de survie en cas de danger.

Explorer les Symptômes Émotionnels de l'Anxiété

Au-delà des signaux physiques, l'anxiété s'insinue dans nos émotions, ébranlant notre équilibre interne. L'inquiétude incessante, la peur diffuse, la tension et même la panique peuvent tous faire partie de l'éventail émotionnel causé par l'anxiété. Ces émotions peuvent être écrasantes, vous empêchant de vous concentrer, de vous détendre et de profiter pleinement de votre vie quotidienne.

Il est important de comprendre que l'anxiété peut se manifester différemment d'une personne à l'autre. Certains peuvent vivre une anxiété généralisée, tandis que d'autres peuvent être aux prises avec des phobies spécifiques. Peu importe la forme qu'elle prend, l'identification de ces émotions est la première étape pour les gérer de manière constructive.

Les Comportements qui Révèlent l'Anxiété

L'anxiété peut également avoir un impact direct sur notre comportement. Nos réactions aux situations stressantes ou inquiétantes peuvent se manifester par des comportements d'évitement, de réassurance excessive, ou même des rituels compulsifs. Par exemple, si vous évitez systématiquement les endroits bondés ou si vous cherchez constamment des preuves pour rassurer vos pensées anxieuses, ces comportements peuvent être des indices clairs d'une anxiété sous-jacente.

Ces comportements, bien qu'ils puissent sembler illogiques, ont en réalité un objectif. Ils sont conçus pour réduire l'anxiété en évitant les déclencheurs potentiels. Cependant, cette stratégie d'adaptation peut renforcer le sentiment d'anxiété à long terme, créant ainsi un cycle difficile à briser.

Identifier les déclencheurs spécifiques : Un Pas vers la Clarté

L'un des aspects cruciaux de la reconnaissance des signaux

d'alerte de l'anxiété consiste à identifier les déclencheurs spécifiques qui déclenchent ces réactions.

Les déclencheurs peuvent varier grandement d'une personne à l'autre et peuvent inclure des situations, des lieux, des personnes ou même des pensées spécifiques. En identifiant ces déclencheurs, vous pouvez commencer à anticiper les moments où l'anxiété est susceptible de se manifester, vous donnant ainsi une longueur d'avance pour la gérer de manière efficace.

Prenez un moment pour réfléchir aux moments où vous avez ressenti une montée d'anxiété. Étaient-ils liés à des situations sociales, des performances au travail, ou peut-être des situations de santé ? Plus vous êtes en mesure de cerner les facteurs déclenchants, plus il vous sera facile de mettre en place des stratégies pour y faire face.

Différencier l'anxiété occasionnelle des troubles anxieux

Il est tout à fait normal de ressentir de l'anxiété à certains moments de la vie, surtout lorsque nous sommes confrontés à des défis ou des situations stressantes. Cependant, il est important de distinguer entre une anxiété occasionnelle et les troubles anxieux qui peuvent nécessiter une attention plus approfondie.

L'anxiété occasionnelle est une réponse naturelle aux situations stressantes et disparaît généralement une fois que la situation est résolue. En revanche, les troubles anxieux sont caractérisés par des niveaux d'anxiété persistants, excessifs et souvent irrationnels, qui interfèrent avec le fonctionnement quotidien et la qualité de vie.

Identifier si vous vivez des épisodes d'anxiété occasionnelle ou si vous pourriez faire face à un trouble anxieux peut vous aider à déterminer si des mesures d'auto-assistance sont suffisantes ou si une consultation avec un professionnel de la santé mentale est nécessaire.

Conclusion : Écouter les Signaux pour Agir en Connaissance de Cause

Reconnaître les signaux d'alerte de l'anxiété, qu'ils soient physiques, émotionnels ou comportementaux, est une étape cruciale vers une meilleure gestion de vos inquiétudes. Chaque signal est un message que votre corps et votre esprit vous envoient pour vous informer que quelque chose mérite votre attention. Plutôt que de les ignorer ou de les réprimer, apprenez à les écouter avec bienveillance.

En identifiant les signaux d'alerte et en les comprenant, vous serez mieux préparé à mettre en œuvre les stratégies de gestion de l'anxiété que vous explorerez dans les prochains chapitres. Vous commencerez à percevoir l'anxiété non seulement comme un fardeau, mais aussi comme un système d'alerte précoce qui vous permet de prendre des mesures proactives pour réduire son impact sur votre vie.

Prendre conscience de ces signaux d'alerte vous donne le pouvoir de prendre les rênes de votre anxiété, de la comprendre et de l'apprivoiser. Lorsque vous serez en mesure de distinguer les symptômes physiques, émotionnels et comportementaux, vous aurez une vision plus claire de la façon dont l'anxiété se manifeste en vous. Cette prise de conscience est un pas important vers une vie où la crainte n'est plus un obstacle insurmontable, mais plutôt un signal que vous pouvez comprendre et gérer avec confiance.

Identifier les déclencheurs spécifiques :

Clés pour une Autonomie Émotionnelle

Dans notre voyage pour comprendre et maîtriser les angoisses, un aspect essentiel est la capacité d'identifier les déclencheurs spécifiques qui peuvent déclencher ces vagues d'émotions intenses. Les déclencheurs sont les situations, les circonstances ou même les pensées qui allument la mèche de l'anxiété. Identifier ces déclencheurs est une étape cruciale pour plusieurs raisons.

Les Signaux Indicatifs : Des Indices pour Comprendre l'Anxiété

Lorsque nous apprenons à identifier les déclencheurs spécifiques, nous collectons des informations précieuses sur la manière dont notre anxiété se manifeste. Chaque déclencheur agit comme un signal indicatif, nous montrant ce qui déclenche nos émotions anxieuses. Par exemple, si vous ressentez une anxiété accrue chaque fois que vous êtes sur le point de parler en public, cela peut indiquer que les situations sociales sont des déclencheurs potentiels pour vous.

En observant attentivement ces signaux, nous commençons à décoder les schémas qui sous-tendent nos réactions anxieuses. Cette prise de conscience est le fondement sur lequel nous pouvons construire des stratégies de gestion de l'anxiété efficaces. Plus nous en savons sur nos déclencheurs spécifiques, plus nous sommes en mesure de cibler nos efforts pour désamorcer l'anxiété avant qu'elle ne prenne le dessus.

La Multiplicité des Déclencheurs : Une Gamme de Possibilités

Il est important de souligner que les déclencheurs de l'anxiété peuvent être variés et uniques à chaque individu.
Ce qui déclenche l'anxiété chez une personne peut ne pas avoir le même effet sur une autre.

Cela peut être dû à notre histoire personnelle, à nos expériences passées et même à notre chimie cérébrale. Par conséquent, il n'y a pas de liste universelle de déclencheurs, mais plutôt une gamme de possibilités.

Certains déclencheurs peuvent être évidents, comme les situations de conflit ou les moments de changement majeur. D'autres peuvent être plus subtils, comme des souvenirs d'événements passés ou des schémas de pensée automatique négative. Prendre le temps d'explorer et d'identifier ces déclencheurs spécifiques demande une réflexion introspective et une observation attentive de nos réactions émotionnelles.

L'Empowerment par la Connaissance : L'Autonomie Émotionnelle
(Empowerment fait référence au renforcement et à l'autonomisation des individus pour qu'ils prennent le contrôle de leur propre vie et prennent des décisions informées et éclairées.)

Identifier les déclencheurs spécifiques ne se limite pas à une simple prise de conscience. C'est également un moyen d'acquérir une plus grande autonomie émotionnelle. Lorsque vous comprenez ce qui déclenche votre anxiété, vous êtes mieux équipé pour y faire face. Cette connaissance vous permet de prendre des mesures préventives, de développer des stratégies d'adaptation et même de choisir les situations dans lesquelles vous vous engagez.

Prenons l'exemple d'une personne qui reconnaît que les grandes foules sont un déclencheur d'anxiété pour elle. Plutôt que d'éviter complètement les événements sociaux, elle peut mettre en place des stratégies pour se sentir plus à l'aise, comme se donner des pauses pour se recentrer ou pratiquer des techniques de respiration profonde. Cette prise de contrôle actif peut contribuer à réduire les niveaux d'anxiété et à augmenter la confiance en soi.

En Avant vers l'Empowerment : Les Étapes pour Identifier les Déclencheurs

Identifier les déclencheurs spécifiques nécessite une exploration consciente et un engagement envers l'auto-réflexion.
Voici quelques étapes pour vous aider dans cette démarche :

- L'Auto-observation : Prenez le temps de noter les moments où vous ressentez une montée d'anxiété. Quelles situations étaient présentes ? Quelles pensées traversaient votre esprit ?

- L'Analyse des Modèles : Une fois que vous avez collecté des données, recherchez des schémas ou des récurrences. Y a-t-il des situations ou des thèmes communs ?

- L'Évaluation Émotionnelle : Explorez vos émotions en profondeur. Quelles émotions spécifiques ressentez-vous lorsque ces déclencheurs sont présents ?

- La Corrélation : Essayez de relier vos déclencheurs à vos émotions. Comment ces situations déclenchent-elles des réponses émotionnelles ?

- L'Adaptation : Utilisez ces informations pour développer des stratégies spécifiques pour faire face à vos déclencheurs. Comment pouvez-vous vous préparer mentalement et émotionnellement ?

La reconnaissance des déclencheurs spécifiques est une étape cruciale pour mieux comprendre votre anxiété et pour la gérer de manière proactive. Cela vous donne la capacité de prendre les devants et de faire des choix éclairés, plutôt que d'être submergé par des émotions intenses. Dans le prochain point, nous explorerons la différenciation entre l'anxiété occasionnelle et les troubles anxieux, offrant ainsi un éclairage supplémentaire sur le spectre de l'anxiété.

Différencier l'Occasionnel du Chronique : Comprendre les Troubles Anxieux

Comprendre les déclencheurs spécifiques est également lié à la distinction entre l'anxiété occasionnelle et les troubles anxieux chroniques. Tous ressentent de l'anxiété à un moment ou à un autre, mais il existe une différence importante entre une réaction normale au stress et un trouble anxieux qui peut avoir un impact significatif sur la qualité de vie.

L'anxiété occasionnelle est une réponse naturelle à des situations stressantes. Par exemple, le trac avant un discours en public ou l'appréhension avant un événement important sont des expériences courantes. Cependant, lorsque l'anxiété devient envahissante, persistante et limite vos activités quotidiennes, cela peut indiquer un trouble anxieux.

Les troubles anxieux, tels que le trouble anxieux généralisé, les attaques de panique, le trouble obsessionnel-compulsif (TOC) et le trouble de stress post-traumatique (TSPT), présentent des symptômes plus sévères et durables. Les déclencheurs spécifiques peuvent varier selon le type de trouble anxieux. Par exemple, les personnes atteintes de TOC peuvent être déclenchées par des obsessions compulsives, tandis que celles souffrant de TSPT peuvent être déclenchées par des souvenirs traumatisants.

Le Pouvoir de la Reconnaissance : Un Pas vers la Gestion

Identifier les déclencheurs spécifiques ne signifie pas seulement repérer les situations qui provoquent de l'anxiété. Cela signifie aussi reconnaître comment ces situations vous affectent émotionnellement, physiquement et mentalement. Cette reconnaissance vous donne un aperçu plus profond de la manière dont l'anxiété fonctionne en vous.

Plus vous en savez sur les déclencheurs spécifiques et les schémas sous-jacents, plus vous êtes en mesure de développer des stratégies pour les gérer.

Une fois que vous avez identifié ces déclencheurs, vous pouvez commencer à anticiper leurs effets et à adopter des techniques pour atténuer leur impact. Cela peut inclure des pratiques de relaxation, des exercices de respiration profonde ou des stratégies de restructuration cognitive.

Le Voyage de la Gestion de l'Anxiété : Progression Personnelle

Reconnaître les déclencheurs spécifiques est un processus continu qui nécessite de l'attention et de la patience. Il peut être utile de garder un journal où vous notez les situations qui déclenchent l'anxiété, ainsi que les émotions, les pensées et les réactions physiques qui y sont associées. Cette pratique vous permettra de suivre vos progrès, de repérer les tendances et d'ajuster vos stratégies au besoin.

En vous engageant dans ce voyage de reconnaissance et de compréhension, vous prenez le contrôle de votre anxiété. Vous deviendrez plus habile à prévenir les déclencheurs ou à les affronter avec confiance. Vous commencerez à ressentir le pouvoir de la connaissance et de la préparation dans la gestion de vos inquiétudes.

Dans le prochain point, nous explorerons la différence entre l'anxiété occasionnelle et les troubles anxieux en examinant les critères diagnostiques et en fournissant des conseils sur la manière de demander de l'aide professionnelle si nécessaire. Lorsque vous comprenez les signaux d'alerte et les déclencheurs spécifiques, vous pouvez aborder le traitement avec une perspective informée et proactive.

Différencier l'anxiété occasionnelle des troubles anxieux

L'anxiété est une émotion humaine naturelle et adaptative. Cependant, il est important de différencier entre l'anxiété occasionnelle et les troubles anxieux chroniques, car cela peut avoir un impact significatif sur la manière dont vous abordez la gestion de vos inquiétudes.

L'Anxiété Occasionnelle : Une Réponse Normale au Stress

L'anxiété occasionnelle est une réaction normale à des situations stressantes ou à des événements de la vie quotidienne. Cela peut inclure des moments de nervosité avant un entretien d'embauche, des préoccupations concernant une situation financière, ou des inquiétudes liées à des relations personnelles. Ces sentiments sont généralement temporaires et disparaissent une fois que la situation stressante est résolue.

Les symptômes de l'anxiété occasionnelle peuvent varier d'une personne à l'autre, mais ils incluent souvent une tension musculaire légère, une augmentation du rythme cardiaque, une respiration rapide et des pensées anxieuses. Ces symptômes sont généralement proportionnels à la situation stressante et diminuent une fois que la situation est passée.

Les Troubles Anxieux : Une Prédominance d'Inquiétude

En revanche, les troubles anxieux sont caractérisés par une prédominance d'anxiété qui va au-delà des réactions normales au stress. Ces troubles peuvent englober plusieurs conditions, telles que le trouble anxieux généralisé, les attaques de panique, le trouble obsessionnel-compulsif (TOC) et le trouble de stress post-traumatique (TSPT).

L'un des aspects clés des troubles anxieux est la présence persistante d'inquiétude et d'anxiété, souvent sans lien direct avec une situation stressante actuelle. Les symptômes sont plus intenses, durables et peuvent interférer avec les activités quotidiennes et la qualité de vie.

Critères Diagnostiques et Symptômes Communs

Les troubles anxieux sont diagnostiqués en fonction de critères spécifiques définis par des professionnels de la santé mentale. Ces critères comprennent la durée, la fréquence et la sévérité des symptômes. Par exemple, le trouble anxieux généralisé implique une inquiétude excessive et incontrôlable sur divers aspects de la vie, qui persiste depuis au moins six mois.

Les symptômes communs des troubles anxieux comprennent une agitation, une fatigue persistante, des difficultés de concentration, des troubles du sommeil, des irritations et des tensions musculaires. Les attaques de panique, caractérisées par des épisodes soudains et intenses de peur accompagnés de symptômes physiques tels qu'une accélération du rythme cardiaque et des sensations de suffocation, sont également courantes dans certains troubles anxieux.

Le Rôle de la Reconnaissance dans la Gestion

La distinction entre l'anxiété occasionnelle et les troubles anxieux est cruciale pour déterminer si une intervention professionnelle est nécessaire. Si vos symptômes d'anxiété perturbent considérablement votre vie quotidienne, il peut être judicieux de consulter un professionnel de la santé mentale pour obtenir un diagnostic précis et des recommandations appropriées.

La reconnaissance des symptômes et des schémas d'anxiété vous donne la clarté nécessaire pour prendre des mesures éclairées.
Si vous soupçonnez la présence d'un trouble anxieux, il est important de rechercher de l'aide.

Plus tôt vous intervenez, plus tôt vous pouvez commencer à mettre en œuvre des stratégies de gestion efficaces.

Dans le prochain chapitre, nous aborderons des techniques spécifiques pour gérer l'anxiété, quel que soit son niveau de gravité. Vous découvrirez des pratiques de relaxation, des stratégies de modification des pensées et des méthodes d'exposition progressive pour faire face à l'anxiété et retrouver un sentiment de contrôle.

Chapitre 4 :

Techniques Pratiques de Gestion

Cultiver le Calme Intérieur : Pratiques de Relaxation et Pleine Conscience

Lorsque les vagues d'anxiété menacent de submerger notre esprit, il est essentiel de disposer d'outils pour revenir à un état de calme intérieur. Les pratiques de relaxation et la pleine conscience sont des approches puissantes pour apaiser l'anxiété et retrouver une sensation d'équilibre.

Les Bénéfices de la Relaxation

La relaxation est une technique largement utilisée pour réduire le stress et l'anxiété. En pratiquant la relaxation régulièrement, vous pouvez créer un espace de tranquillité au sein du tourbillon de vos pensées anxieuses. Il existe différentes méthodes de relaxation, chacune offrant des avantages spécifiques pour votre bien-être mental.

La Respiration Profonde : Une Ancrage dans le Présent

La respiration profonde est l'une des méthodes les plus simples et les plus efficaces pour induire un état de relaxation. En concentrant votre attention sur votre respiration, vous pouvez apaiser votre rythme cardiaque, détendre vos muscles et calmer votre esprit.
Essayez de vous allonger confortablement, de poser une main sur votre abdomen et l'autre sur votre poitrine.

Inspirez profondément par le nez, en sentant votre abdomen se soulever, puis expirez lentement par la bouche. Répétez cette séquence pendant quelques minutes.

La Relaxation Musculaire Progressive : Libérer les Tensions

La relaxation musculaire progressive consiste à tendre et relâcher consciemment différents groupes musculaires de votre corps. En relâchant intentionnellement les tensions accumulées, vous favorisez une relaxation globale. Commencez par vos pieds et remontez lentement jusqu'à votre tête. Tendez chaque groupe musculaire pendant quelques secondes, puis relâchez. Cette technique permet de libérer les tensions physiques et mentales, favorisant un état de calme.

La Pleine Conscience : Être Présent à l'Instant

La pleine conscience, ou la "mindfulness", est une pratique qui consiste à être pleinement présent à l'instant présent. Cela implique d'observer vos pensées, émotions et sensations sans jugement ni attachement. La pleine conscience peut être pratiquée à tout moment de la journée, en portant une attention particulière à vos actions quotidiennes. Lorsque vous mangez, prenez une douche ou vous promenez, soyez conscient de chaque sensation et expérience.

L'Attention sur les Cinq Sens : Ancrer dans le Moment

Une technique de pleine conscience consiste à focaliser votre attention sur les cinq sens. Prenez quelques instants pour vous concentrer sur ce que vous voyez, entendez, touchez, goûtez et sentez. Cela peut vous aider à vous détourner des pensées anxieuses et à vous ancrer dans le moment présent. En pratiquant régulièrement la pleine conscience, vous pouvez développer une meilleure capacité à faire face aux défis avec calme et clarté.

Incorporer la Relaxation et la Pleine Conscience dans Votre Quotidien

Intégrer ces pratiques de relaxation et de pleine conscience dans votre routine quotidienne peut vous aider à prévenir l'accumulation de stress et à mieux gérer les moments d'anxiété. Que ce soit en début de journée pour instaurer une intention positive, ou en fin de journée pour relâcher les tensions, trouvez les moments qui vous conviennent le mieux.

Lorsque l'anxiété se fait sentir, prenez quelques instants pour respirer profondément ou pour observer vos sensations et pensées avec bienveillance. Ces pratiques ne sont pas seulement des outils pour faire face à l'anxiété, mais aussi des moyens de cultiver un état d'esprit résilient et équilibré au fil du temps.

Dans la section suivante, nous aborderons les stratégies de modification des pensées négatives, un aspect crucial pour démanteler les schémas d'anxiété et ouvrir la voie à une nouvelle perspective.

Stratégies de modification des pensées négatives

Dissiper les Nuages de Pensées Négatives

Dans la chorégraphie complexe de l'anxiété, les pensées négatives jouent souvent un rôle central. Ces pensées, souvent exagérées ou irrationnelles, peuvent alimenter un cercle vicieux d'inquiétude. Heureusement, il existe des stratégies de modification des pensées négatives qui peuvent vous aider à briser ce cycle et à transformer votre perspective.

Identifier les Pensées Négatives Automatiques

L'une des premières étapes pour modifier les pensées négatives est de les identifier. Prenez le temps de reconnaître ces pensées qui surgissent automatiquement lorsque vous vous sentez anxieux. Souvent, elles sont basées sur des croyances limitantes et des scénarios catastrophiques. Une fois que vous avez identifié ces pensées, vous pouvez commencer à les examiner de manière objective.

Questionner la Validité des Pensées

Lorsque vous identifiez une pensée négative, posez-vous des questions pour évaluer sa validité. Demandez-vous s'il existe des preuves concrètes pour soutenir cette pensée ou si elle est plutôt basée sur des suppositions ou des interprétations erronées. En remettant en question la validité de vos pensées, vous pouvez commencer à éroder leur pouvoir sur votre état émotionnel.

Trouver des Preuves Contraires

Une technique efficace pour contrer les pensées négatives est de chercher des preuves contraires.

Par exemple, si vous avez une pensée anxieuse concernant une situation sociale à venir, rappelez-vous des expériences passées où vous avez réussi dans des contextes similaires. En trouvant des preuves qui contredisent vos pensées négatives, vous renforcez votre confiance en vous et en votre capacité à faire face.

Reformuler les Pensées Négatives

Une fois que vous avez identifié et remis en question vos pensées négatives, pratiquez la reformulation. Transformez les déclarations négatives en déclarations plus équilibrées et réalistes. Par exemple, si vous pensez "Je vais sûrement échouer", reformulez-le en "Je fais de mon mieux et je peux apprendre de chaque expérience, quels que soient les résultats."

La Technique du Penseur Équilibré

Utilisez la technique du penseur équilibré pour examiner vos pensées sous différents angles. Identifiez les aspects négatifs et positifs de la situation, ainsi que les preuves qui soutiennent et contredisent vos pensées. Cette approche vous aide à voir les nuances et à éviter de tomber dans des extrêmes pessimistes.

La Visualisation Positive

La visualisation positive est une stratégie puissante pour remodeler vos pensées et vos émotions. Prenez quelques instants chaque jour pour imaginer des scénarios où vous vous sentez calme, confiant et capable de faire face à des situations stressantes. Cette pratique renforce les connexions positives dans votre cerveau, créant ainsi un environnement propice à des pensées plus constructives.

Pratiquer la Patience et la Persévérance

La modification des pensées négatives demande de la patience et de la persévérance.

Il est possible que vous ne ressentiez pas immédiatement les effets positifs de ces techniques.

Cependant, en continuant à pratiquer régulièrement, vous verrez progressivement des changements dans la manière dont vous percevez et répondez aux situations anxiogènes.

En maîtrisant les stratégies de modification des pensées négatives, vous prenez le contrôle de votre narration intérieure. Vous ne permettez pas aux pensées négatives de dicter vos émotions et vos actions. À mesure que vous intégrez ces techniques dans votre quotidien, vous vous rapprochez davantage de la libération des angoisses qui vous ont peut-être limité dans le passé.

L'Évolution des Pensées : Pratiquer la Flexibilité Cognitive

Un autre aspect crucial de la modification des pensées négatives est la pratique de la flexibilité cognitive. Cela signifie être capable de s'adapter et de penser de manière plus nuancée face à différentes situations. Plutôt que de voir les choses en noir et blanc, la flexibilité cognitive vous permet d'explorer des perspectives variées.

Élargir les Options de Pensée

Lorsque vous êtes aux prises avec des pensées négatives, prenez un moment pour explorer d'autres options de pensée. Considérez différentes façons d'interpréter une situation. Cela peut aider à atténuer l'effet amplifié de l'anxiété. Par exemple, si vous pensez que "tout va mal se passer", considérez également les scénarios où les choses se passent bien ou se déroulent de manière neutre.

Se Libérer des Pensées Catastrophiques

Les pensées catastrophiques sont un aliment de choix pour l'anxiété. Il est facile de sauter rapidement aux conclusions les plus négatives et les plus extrêmes. Lorsque vous identifiez une pensée catastrophique, demandez-vous si cette interprétation est réaliste ou si elle exagère la situation. En développant une perspective plus équilibrée, vous réduisez l'emprise de l'anxiété.

L'Art du Lâcher-prise

Apprendre à lâcher prise des pensées négatives est une compétence puissante. Cela ne signifie pas les ignorer, mais plutôt les laisser passer sans s'y attacher. Imaginez vos pensées comme des nuages passant dans le ciel de votre esprit. Vous pouvez les observer sans jugement, puis les laisser partir. Pratiquer le lâcher-prise renforce votre capacité à ne pas laisser les pensées négatives contrôler vos émotions.

Le Journal de Pensées Positives

Créer un journal de pensées positives est une stratégie efficace pour enregistrer vos succès et vos moments où vous avez appliqué des techniques de modification des pensées. Notez les pensées négatives que vous avez identifiées et comment vous les avez transformées en pensées plus positives et équilibrées. Cela vous rappelle vos progrès et renforce votre confiance en vos capacités de gestion de l'anxiété.

Pratiquer, Pratiquer, Pratiquer

Comme toute compétence, la modification des pensées négatives nécessite de la pratique. Plus vous exercez ces techniques, plus elles deviennent naturelles.
Rappelez-vous que le but n'est pas d'éliminer complètement les pensées négatives, mais plutôt de les gérer et de les remodeler.
Avec le temps, vous constaterez que votre esprit est plus résilient et capable de faire face à l'anxiété de manière constructive.

Conclusion

La modification des pensées négatives est une pièce cruciale dans la gestion des angoisses. En pratiquant ces stratégies, vous ne remplacez pas simplement les pensées négatives par des pensées positives artificielles. Au lieu de cela, vous développez une pensée plus équilibrée et réaliste, vous offrant une perspective plus objective sur les situations. Cela vous permet de naviguer dans la vie avec une plus grande confiance et une meilleure résilience émotionnelle.

Exposition Progressive pour Surmonter les Peurs

L'anxiété peut souvent naître de la peur de situations spécifiques, qu'il s'agisse de prendre la parole en public, de voyager en avion, ou de tout autre déclencheur. L'exposition progressive est une technique puissante pour désensibiliser votre cerveau aux stimuli anxieux et vous aider à surmonter ces peurs. Plutôt que d'éviter ces situations redoutées, l'exposition progressive vous aide à les affronter graduellement et de manière contrôlée.

Comprendre le Mécanisme de la Peur

Pour aborder l'exposition progressive, il est essentiel de comprendre comment fonctionne la peur. Lorsque nous sommes confrontés à une situation qui déclenche notre anxiété, notre cerveau peut réagir avec une réponse de "combat ou fuite". Cela active le système nerveux sympathique, provoquant des symptômes physiologiques tels que palpitations, transpiration et respiration rapide. À travers l'exposition progressive, vous pouvez désapprendre cette réponse automatique.

L'Approche Graduée

L'idée clé derrière l'exposition progressive est de s'exposer à la situation redoutée de manière progressive et contrôlée. Vous commencez avec des degrés d'exposition qui génèrent une anxiété gérable, puis augmentez graduellement l'intensité au fil du temps. Par exemple, si vous avez peur des espaces clos, vous pourriez commencer par regarder des images d'ascenseurs, puis visiter un ascenseur vide, et enfin prendre un court trajet en ascenseur.

Créer une Hiérarchie d'Exposition

Pour mettre en œuvre l'exposition progressive, il est utile de créer une hiérarchie des situations liées à votre peur, classées du moins anxiogène au plus anxiogène.
Cette hiérarchie vous aide à planifier votre progression. Commencez par les situations qui génèrent une anxiété légère et progressez vers celles qui génèrent une anxiété plus élevée. Cela vous permet d'acquérir de la confiance au fur et à mesure que vous réussissez chaque étape.

Pratiquer la Relaxation

Avant de commencer chaque séance d'exposition progressive, prenez le temps de vous détendre. La respiration profonde, la méditation et d'autres techniques de relaxation peuvent réduire votre niveau d'anxiété avant d'aborder la situation redoutée. Cette préparation peut vous aider à rester calme pendant l'exposition et à renforcer votre confiance en vos compétences de gestion de l'anxiété.

Garder le Contrôle

Une partie importante de l'exposition progressive est de maintenir un sentiment de contrôle. N'essayez pas de vous exposer à une situation qui est au-delà de vos capacités actuelles. Si vous vous sentez submergé, reculez d'un pas et revenez à une étape moins intense de votre hiérarchie. Il est important de ne pas vous précipiter et de respecter votre propre rythme.

Célébrer les Petits Progrès

Chaque étape que vous franchissez dans votre hiérarchie d'exposition est une victoire.
Même si cela semble insignifiant, célébrez chaque petit progrès que vous réalisez.

Cela renforce votre motivation et renforce votre confiance en vos compétences pour faire face à vos peurs. Chaque pas en avant vous rapproche de la liberté face à l'anxiété.

Renforcer Votre Estime de Soi

En plus de surmonter vos peurs spécifiques, l'exposition progressive peut également renforcer votre estime de soi. Chaque étape que vous franchissez avec succès vous rappelle que vous avez la capacité de faire face à l'inconfort et à l'anxiété. Cette augmentation de l'estime de soi peut avoir un effet positif sur d'autres aspects de votre vie, car vous apprenez à faire confiance en vos compétences pour surmonter les défis.

L'exposition à l'Anxiété Anticipatoire

Lorsque vous souffrez d'anxiété, il est fréquent que votre inquiétude s'étende au-delà de la situation réelle. L'anxiété anticipatoire se produit lorsque vous redoutez intensément une situation future, même si elle n'est pas imminente. L'exposition progressive peut également aider à atténuer l'anxiété anticipatoire en vous apprenant que vos craintes ne se matérialisent pas toujours. Par exemple, si vous craignez de paniquer dans une foule, une exposition progressive à des foules de plus en plus grandes peut réduire votre appréhension.

L'exposition dans un Environnement Sécurisé

Il est important de noter que l'exposition progressive doit se faire dans un environnement sûr et contrôlé. Si vous avez des préoccupations concernant votre sécurité pendant le processus, il est recommandé de travailler avec un professionnel de la santé mentale qui peut vous guider tout au long du processus. L'exposition progressive ne doit jamais vous causer de détresse excessive ou de préjudice.

Soyez Patient et Persévérant

L'exposition progressive peut être un défi, mais les résultats en valent la peine. Soyez patient avec vous-même et reconnaissez que cela peut prendre du temps pour voir des changements significatifs. Chaque étape que vous faites, même les plus petites, vous rapproche de la maîtrise de vos peurs et de la réduction de votre anxiété.

Conclusion

L'exposition progressive est une stratégie de gestion de l'anxiété fondée sur des preuves qui peut vous aider à surmonter vos peurs et à reprendre le contrôle de votre vie. En affrontant progressivement les situations redoutées, vous réapprenez à votre cerveau que ces situations ne sont pas aussi menaçantes qu'il le croyait. Avec le temps, votre niveau d'anxiété diminue, vous gagnez en confiance et vous développez des compétences pour faire face à une variété de défis.

L'exposition progressive n'est pas une solution instantanée, mais plutôt un processus graduel et évolutif. Il peut être utile de tenir un journal pour documenter vos progrès et célébrer vos réussites le long du chemin. Si vous trouvez que l'anxiété limite vos activités et votre bien-être, envisagez de consulter un professionnel de la santé mentale pour obtenir un soutien supplémentaire.

Dans le prochain chapitre, nous explorerons la manière dont vous pouvez naviguer à travers les déclencheurs d'anxiété, surmonter les mécanismes d'évitement et changer votre relation avec les situations anxiogènes. En comprenant comment l'anxiété fonctionne et en utilisant des techniques pratiques, vous serez mieux préparé à faire face à vos angoisses et à progresser vers une vie plus épanouissante et sereine.

Chapitre 5 :

Naviguer à Travers les Déclencheurs

L'importance de l'exposition à l'anxiété

Dans notre exploration de la gestion des angoisses, nous arrivons à un chapitre crucial : comment naviguer à travers les déclencheurs de notre anxiété. Les déclencheurs sont des situations, des objets ou des pensées qui provoquent une réaction d'anxiété. Ils peuvent être variés et spécifiques à chaque individu. Reconnaître et faire face à ces déclencheurs est une étape essentielle pour reprendre le contrôle de notre bien-être émotionnel. Une méthode particulièrement efficace pour gérer ces déclencheurs est l'exposition à l'anxiété.

Comprendre les Déclencheurs

Les déclencheurs d'anxiété peuvent être externes (comme des lieux ou des situations) ou internes (comme des pensées ou des souvenirs). Par exemple, une personne pourrait ressentir de l'anxiété en montant dans un avion (déclencheur externe) ou en anticipant un échec dans une situation professionnelle (déclencheur interne). Il est essentiel de comprendre que nos réactions d'anxiété ne sont pas nécessairement liées à des menaces réelles, mais plutôt à notre perception de la situation.

Le Rôle de l'Exposition

L'exposition à l'anxiété est une stratégie thérapeutique puissante qui consiste à confronter délibérément les déclencheurs d'anxiété dans un environnement contrôlé.

L'objectif de cette exposition est de réduire la réponse d'anxiété au fil du temps. En exposant progressivement et répétitivement l'individu à ses déclencheurs, l'anxiété associée perd de son intensité. Cela se produit grâce à un processus appelé « habituation », où le cerveau s'adapte à la situation et réduit la réaction d'alarme.

L'Importance de l'Exposition Graduelle

L'exposition à l'anxiété doit être progressive et adaptée aux capacités individuelles. Commencer par des déclencheurs moins intenses permet de développer la confiance et d'acquérir des compétences pour gérer l'anxiété. Par exemple, si quelqu'un a peur des espaces clos, il pourrait commencer par regarder des images d'ascenseurs avant de s'exposer lentement à un ascenseur réel. Cette progression graduelle permet au cerveau de s'habituer progressivement à la situation redoutée.

La Réévaluation des Croyances

L'exposition à l'anxiété offre également l'occasion de réévaluer les croyances irrationnelles liées aux déclencheurs. Par exemple, si une personne a peur des chiens en pensant qu'ils sont tous dangereux, l'exposition à des chiens bien dressés peut remettre en question cette croyance. Ce processus de réévaluation peut aider à changer les schémas de pensées négatives et à réduire l'intensité de la réaction d'anxiété.

Dépasser les Mécanismes d'Évitement

Les individus souffrant d'anxiété ont souvent recours à des mécanismes d'évitement pour éviter les déclencheurs anxiogènes. Cependant, cette stratégie peut renforcer l'anxiété à long terme. L'exposition à l'anxiété permet de rompre ce cercle vicieux en montrant que les déclencheurs ne sont pas aussi menaçants qu'ils le paraissent. En confrontant ces situations, vous renforcez votre confiance en vos capacités à les gérer.

L'exposition à l'anxiété, lorsqu'elle est entreprise avec prudence et guidée par des professionnels, peut entraîner des changements profonds dans la façon dont nous réagissons aux déclencheurs. Cependant, il est important de se rappeler que l'exposition à l'anxiété peut être difficile et susciter initialement une certaine appréhension. C'est pourquoi il est recommandé, dans certain cas, de le faire avec le soutien d'un thérapeute spécialisé ou dans le cadre d'un programme structuré.

Les Étapes de l'Exposition à l'Anxiété

L'exposition à l'anxiété suit généralement quelques étapes clés. Tout d'abord, il est essentiel d'identifier les déclencheurs spécifiques que vous souhaitez aborder. Ensuite, vous pouvez classer ces déclencheurs par ordre de difficulté, en commençant par les moins anxiogènes. Une fois que vous avez établi une hiérarchie, vous pouvez commencer à vous exposer progressivement à chaque déclencheur, en commençant par les moins stressants.

L'Importance de la Pratique Régulière

La régularité est la clé du succès lorsqu'il s'agit d'exposition à l'anxiété. Il est important de pratiquer régulièrement l'exposition pour que les effets bénéfiques se manifestent. Cela peut signifier répéter l'exposition plusieurs fois par semaine, en augmentant graduellement le temps passé dans la situation anxiogène. Plus vous vous exposez, plus vous vous habituerez et plus l'anxiété diminuera.

L'Exposition Cognitive et Comportementale

Il est important de noter que l'exposition à l'anxiété ne se limite pas seulement aux situations réelles.

Elle peut également inclure l'exposition cognitive, où vous travaillez avec vos pensées et vos croyances associées aux déclencheurs.

Par exemple, si vous avez peur de parler en public, l'exposition cognitive pourrait impliquer d'imaginer cette situation et de confronter les pensées négatives qui surviennent. Cette approche permet de changer progressivement votre perspective sur les déclencheurs et de réduire leur pouvoir sur vous.

Les Bénéfices de l'Exposition à l'Anxiété

Les bénéfices de l'exposition à l'anxiété sont multiples. Tout d'abord, elle vous permet de développer des compétences en gestion de l'anxiété. En affrontant vos peurs, vous renforcez votre confiance en votre capacité à faire face à des situations stressantes. De plus, l'exposition à l'anxiété peut réduire la sensibilité excessive aux déclencheurs, ce qui signifie que les situations qui provoquaient autrefois une anxiété intense deviennent plus supportables.

Conclure ce point :

L'exposition à l'anxiété est un outil puissant pour naviguer à travers les déclencheurs d'anxiété et reprendre le contrôle de vos émotions. En affrontant progressivement et de manière répétée les situations qui vous rendent anxieux, vous pouvez diminuer l'intensité de votre réaction et développer une plus grande résilience. Cependant, il est important de le faire avec prudence et idéalement sous la supervision d'un professionnel de la santé mentale. Dans le prochain point, nous aborderons la manière de changer la relation avec les situations anxiogènes, en brisant les schémas d'évitement et en renforçant votre confiance à affronter vos peurs.

Surmonter les Mécanismes d'Évitement

Dans notre quête pour naviguer à travers les déclencheurs anxieux, l'un des obstacles les plus courants que nous rencontrons est le mécanisme d'évitement. L'évitement, qu'il soit conscient ou inconscient, est une réaction naturelle à l'anxiété. Nous cherchons à éviter les situations, les lieux ou les pensées qui déclenchent nos peurs, dans l'espoir de préserver notre confort émotionnel. Cependant, à long terme, cette stratégie d'évitement ne fait qu'aggraver notre anxiété et nous empêche de vivre pleinement.

Les Effets Négatifs de l'Évitement

Lorsque nous cédons à nos tendances d'évitement, nous laissons nos peurs dicter nos actions. Au lieu de nous confronter à nos déclencheurs et de les affronter, nous choisissons la voie de la moindre résistance. Bien que cela puisse apporter un soulagement temporaire, cela renforce également notre anxiété à long terme. En évitant les situations qui nous rendent anxieux, nous envoyons un message à notre cerveau que ces situations sont réellement dangereuses, ce qui renforce nos réactions de peur.

Le Cycle de Renforcement de l'Anxiété

Le mécanisme d'évitement crée un cycle de renforcement de l'anxiété. Lorsque nous évitons une situation anxiogène, notre anxiété diminue temporairement, ce qui renforce notre croyance que l'évitement est la solution. Cependant, à mesure que nous évitons de plus en plus de situations, notre zone de confort se rétrécit et notre anxiété augmente en réponse à un plus grand nombre de déclencheurs potentiels. Cela crée un cercle vicieux où l'anxiété s'intensifie au fil du temps.

L'Approche de l'Exposition Graduelle

Pour surmonter les mécanismes d'évitement, l'approche clé consiste à adopter une exposition graduelle.
Plutôt que d'éviter complètement une situation anxiogène, nous l'abordons progressivement et de manière contrôlée. Cela peut impliquer de commencer avec des niveaux d'anxiété faibles et d'augmenter progressivement l'exposition à mesure que vous gagnez en confiance. Par exemple, si vous avez peur des espaces clos, vous pourriez commencer par passer quelques minutes dans une pièce fermée et augmenter progressivement la durée avec le temps.

La Théorie du Désapprentissage

L'exposition graduelle repose sur la théorie du désapprentissage, qui suggère que nous pouvons désapprendre nos réactions de peur en confrontant activement nos peurs au lieu de les éviter. En exposant progressivement notre cerveau à des situations qui déclenchent l'anxiété, nous pouvons réduire la réactivité de notre système nerveux et rééduquer notre cerveau pour qu'il réagisse de manière plus adaptative.

Le Rôle du Soutien Professionnel

Il est important de noter que l'exposition graduelle peut être difficile à entreprendre seul. Avoir le soutien d'un professionnel de la santé peut être extrêmement bénéfique lors de la mise en œuvre de cette stratégie.
Un thérapeute qualifié peut vous aider à élaborer un plan d'exposition adapté à votre situation, vous guider à travers le processus et vous soutenir lorsque les défis se présentent.

Cultiver une Approche Courageuse et Résiliente

Maintenant que nous avons exploré l'importance de l'exposition à l'anxiété et comment surmonter les mécanismes d'évitement, il est temps de cultiver une approche plus courageuse et résiliente face aux situations anxiogènes.
Reconnaître que vous avez le pouvoir de changer votre relation avec vos peurs est la première étape pour créer un changement positif dans votre vie.

Redéfinir les Situations Anxiogènes

Une approche clé consiste à redéfinir les situations anxiogènes. Plutôt que de les considérer comme des menaces insurmontables, essayez de les voir comme des opportunités d'apprentissage et de croissance. Les situations qui déclenchent votre anxiété peuvent devenir des occasions d'acquérir de nouvelles compétences en gestion de l'anxiété et de développer une plus grande résilience émotionnelle.

Pratiquer la Pleine Conscience

La pleine conscience joue un rôle essentiel dans le développement d'une approche courageuse et résiliente. En étant pleinement présent dans l'instant, vous pouvez réduire le pouvoir de vos pensées anxieuses sur vous. La pratique régulière de la pleine conscience vous aide à prendre du recul par rapport à vos pensées et à vos émotions, vous permettant ainsi de faire des choix plus conscients et alignés avec vos valeurs.

Utiliser des Techniques de Gestion de l'Anxiété

Les techniques que nous avons explorées précédemment, telles que la relaxation, la modification des pensées négatives et l'exposition graduelle, jouent également un rôle clé dans la cultivation d'une approche courageuse et résiliente.

En intégrant ces stratégies dans votre vie quotidienne, vous renforcez votre capacité à faire face aux défis et à réduire l'impact de l'anxiété sur votre bien-être.

Apprendre de l'Expérience

Chaque fois que vous choisissez de faire face à une situation anxiogène plutôt que de l'éviter, vous apprenez quelque chose de précieux sur vous-même. Même si l'expérience peut être inconfortable, chaque tentative de faire face à vos peurs est une occasion d'apprendre et de grandir. Cela renforce également votre confiance en votre capacité à faire face à l'anxiété.

S'Engager dans des Expériences Positives

Une approche résiliente ne consiste pas seulement à faire face à l'anxiété, mais aussi à cultiver des expériences positives dans votre vie. En poursuivant des activités que vous aimez, en passant du temps avec des personnes qui vous soutiennent et en célébrant vos petites victoires, vous renforcez votre résilience émotionnelle et votre bien-être général.

Changer Votre Histoire Intérieure

L'anxiété peut souvent être accompagnée d'une histoire intérieure négative. Vous pourriez vous dire que vous êtes faible, incapable ou destiné à l'échec. Changer cette narration intérieure est une étape importante pour cultiver une approche courageuse. Remplacez les pensées auto-limitantes par des affirmations positives et encourageantes qui renforcent votre confiance en vous.

Faire Preuve de Compassion envers Soi-même

Enfin, n'oubliez pas d'être compatissant envers vous-même tout au long de ce processus.

Faire face à l'anxiété peut être difficile et exigeant, mais vous méritez d'être soutenu et traité avec gentillesse. Soyez patient avec vous-même et célébrez chaque étape de progrès, peu importe à quel point elle peut sembler petite.

Conclusion

Cultiver une approche courageuse et résiliente face aux situations anxiogènes est un voyage qui nécessite du temps, de la pratique et de la persévérance. En redéfinissant les situations anxiogènes, en pratiquant la pleine conscience, en utilisant des techniques de gestion de l'anxiété et en apprenant de l'expérience, vous pouvez développer une nouvelle relation avec vos peurs. Vous avez le pouvoir de choisir comment vous réagissez à l'anxiété, et chaque pas que vous faites vers une approche plus courageuse vous rapproche de la libération des angoisses qui vous retiennent.

Changer la Relation avec les Situations Anxiogènes

Transformer Votre Relation avec les Situations Anxiogènes

Maintenant que nous avons exploré l'importance de l'exposition à l'anxiété et les stratégies pour surmonter les mécanismes d'évitement, il est temps de plonger dans la manière de changer votre relation avec les situations anxiogènes. Cela nécessite un changement profond dans la façon dont vous percevez ces situations et interagissez avec elles. En développant une nouvelle perspective et en utilisant des techniques spécifiques, vous pouvez progressivement réduire l'impact de l'anxiété sur votre vie.

Cultiver la Curiosité Plutôt que la Crainte

Lorsque vous êtes confronté à une situation anxiogène, il est naturel de ressentir de la crainte et de l'inconfort. Cependant, vous pouvez changer votre relation avec ces situations en cultivant la curiosité plutôt que la crainte. Plutôt que de vous focaliser sur ce qui pourrait mal tourner, demandez-vous ce que vous pouvez apprendre de cette expérience et comment elle peut vous aider à grandir en tant qu'individu.

Observer vos Réactions avec Objectivité

L'un des éléments clés pour changer votre relation avec les situations anxiogènes est d'observer vos réactions avec objectivité.
Lorsque vous vous trouvez dans une situation qui déclenche de l'anxiété, prenez un moment pour observer vos pensées, vos émotions et vos sensations corporelles.
Plutôt que de vous laisser emporter par la réaction automatique, essayez de les examiner comme un observateur neutre.

Pratiquer la Distanciation Cognitive

La distanciation cognitive est une technique puissante qui consiste à imaginer que vous observez la situation de l'extérieur. Visualisez-vous comme un témoin distant, regardant la scène se dérouler. Cela vous aide à prendre du recul par rapport à vos pensées et à vos émotions, ce qui peut réduire leur pouvoir sur vous. Cette technique peut vous permettre de répondre de manière plus réfléchie et moins réactive.

Utiliser la Réévaluation Cognitive

La réévaluation cognitive consiste à changer la façon dont vous interprétez une situation anxiogène. Plutôt que de sauter immédiatement aux conclusions négatives, essayez de considérer d'autres perspectives. Demandez-vous si votre interprétation est basée sur des preuves réelles ou sur des suppositions. En remettant en question vos pensées automatiques, vous pouvez réduire leur impact émotionnel.

Faire Face Progressivement

Changer votre relation avec les situations anxiogènes ne se fait pas du jour au lendemain. C'est un processus progressif qui demande de la patience et de la pratique. Commencez par des situations moins anxiogènes et travaillez progressivement vers celles qui sont plus difficiles. Chaque fois que vous choisissez de faire face plutôt que d'éviter, vous renforcez votre capacité à gérer l'anxiété.

Se Féliciter des Petits Progrès

Changer la Relation avec les Situations Anxiogènes

Transformer Votre Relation avec les Situations Anxiogènes

Maintenant que nous avons exploré l'importance de l'exposition à l'anxiété et les stratégies pour surmonter les mécanismes d'évitement, il est temps de plonger dans la manière de changer votre relation avec les situations anxiogènes. Cela nécessite un changement profond dans la façon dont vous percevez ces situations et interagissez avec elles. En développant une nouvelle perspective et en utilisant des techniques spécifiques, vous pouvez progressivement réduire l'impact de l'anxiété sur votre vie.

Cultiver la Curiosité Plutôt que la Crainte

Lorsque vous êtes confronté à une situation anxiogène, il est naturel de ressentir de la crainte et de l'inconfort. Cependant, vous pouvez changer votre relation avec ces situations en cultivant la curiosité plutôt que la crainte. Plutôt que de vous focaliser sur ce qui pourrait mal tourner, demandez-vous ce que vous pouvez apprendre de cette expérience et comment elle peut vous aider à grandir en tant qu'individu.

Observer vos Réactions avec Objectivité

L'un des éléments clés pour changer votre relation avec les situations anxiogènes est d'observer vos réactions avec objectivité.
Lorsque vous vous trouvez dans une situation qui déclenche de l'anxiété, prenez un moment pour observer vos pensées, vos émotions et vos sensations corporelles.
Plutôt que de vous laisser emporter par la réaction automatique, essayez de les examiner comme un observateur neutre.

Pratiquer la Distanciation Cognitive

La distanciation cognitive est une technique puissante qui consiste à imaginer que vous observez la situation de l'extérieur. Visualisez-vous comme un témoin distant, regardant la scène se dérouler. Cela vous aide à prendre du recul par rapport à vos pensées et à vos émotions, ce qui peut réduire leur pouvoir sur vous. Cette technique peut vous permettre de répondre de manière plus réfléchie et moins réactive.

Utiliser la Réévaluation Cognitive

La réévaluation cognitive consiste à changer la façon dont vous interprétez une situation anxiogène. Plutôt que de sauter immédiatement aux conclusions négatives, essayez de considérer d'autres perspectives. Demandez-vous si votre interprétation est basée sur des preuves réelles ou sur des suppositions. En remettant en question vos pensées automatiques, vous pouvez réduire leur impact émotionnel.

Faire Face Progressivement

Changer votre relation avec les situations anxiogènes ne se fait pas du jour au lendemain. C'est un processus progressif qui demande de la patience et de la pratique. Commencez par des situations moins anxiogènes et travaillez progressivement vers celles qui sont plus difficiles. Chaque fois que vous choisissez de faire face plutôt que d'éviter, vous renforcez votre capacité à gérer l'anxiété.

Se Féliciter des Petits Progrès

Il est important de célébrer chaque petit progrès que vous faites dans le changement de votre relation avec les situations anxiogènes.

Chaque fois que vous utilisez une nouvelle technique ou que vous faites face à une situation de manière différente, reconnaissez vos efforts. La confiance en vous grandira à mesure que vous constaterez que vous êtes capable de faire face à l'anxiété de manière plus positive.

Intégrer une Approche Bienveillante

En changeant votre relation avec les situations anxiogènes, rappelez-vous d'intégrer une approche bienveillante envers vous-même. Il est normal de ressentir de l'anxiété, et cela ne fait pas de vous un échec. Soyez patient et gentil avec vous-même pendant ce processus de changement, et reconnaissez que chaque étape vers une relation plus positive avec l'anxiété est une victoire en soi.

Intégrer de Nouvelles Croyances

Pour changer votre relation avec les situations anxiogènes, il est essentiel d'intégrer de nouvelles croyances positives. Les croyances négatives renforcent l'anxiété en amplifiant les pensées catastrophiques. Remplacez-les par des croyances plus réalistes et encourageantes. Par exemple, si vous avez tendance à penser que vous ne pouvez pas gérer les situations stressantes, remplacez cette croyance par "Je peux apprendre à faire face aux défis avec calme et confiance."

Soutenir Votre Nouvelle Approche avec des Actions Concrètes

Pour que le changement de relation avec les situations anxiogènes soit efficace, il est important de le soutenir avec des actions concrètes.

Par exemple, si vous avez peur des espaces clos, vous pourriez vous fixer comme objectif de passer quelques minutes chaque jour dans une petite pièce jusqu'à ce que vous vous sentiez plus à l'aise. Les actions que vous posez renforcent vos nouvelles croyances et vous aident à prendre progressivement le contrôle de l'anxiété.

S'Entraîner à Gérer les Émotions Intenses

Les situations anxiogènes sont souvent accompagnées d'émotions intenses. Apprendre à gérer ces émotions est essentiel pour changer votre relation avec l'anxiété.
Pratiquez des techniques de gestion émotionnelle, comme la respiration profonde, la visualisation positive ou l'expression créative.
Ces techniques peuvent vous aider à apaiser l'intensité émotionnelle et à vous sentir plus en contrôle.

Se Rappeler des Succès Passés

Prenez un moment pour vous rappeler des situations similaires que vous avez déjà gérées avec succès. Souvenez-vous des moments où vous avez surmonté l'anxiété et avez réussi à faire face à des défis. Utilisez ces souvenirs pour renforcer votre confiance en votre capacité à changer votre relation avec les situations anxiogènes.

Faire Preuve de Patience

On ne le répètera jamais assez, changer votre relation avec les situations anxiogènes est un processus qui demande du temps et de la patience. Ne vous attendez pas à des résultats instantanés, mais soyez prêt à investir de l'énergie et de l'effort dans ce processus de transformation. Les petits progrès que vous faites chaque jour s'accumulent pour créer un changement durable.

Conclusion

Changer votre relation avec les situations anxiogènes demande un engagement envers vous-même et un désir de créer un changement positif dans votre vie.

En cultivant la curiosité, en observant vos réactions avec objectivité, en pratiquant la distanciation cognitive et la réévaluation cognitive, et en intégrant de nouvelles croyances et des actions concrètes, vous pouvez progressivement diminuer l'emprise de l'anxiété sur vous. Avec de la patience, de la pratique et du soutien, vous pouvez naviguer à travers les déclencheurs avec plus de confiance et de sérénité.

Chapitre 6 :

Bien-Être Global pour Apaiser les Angoisses

Alimentation Équilibrée et Impact sur la Santé Mentale

Une alimentation équilibrée joue un rôle essentiel dans notre bien-être global, y compris notre santé mentale. Les choix que nous faisons en matière de nourriture ne se limitent pas à leur impact sur notre corps physique, mais s'étendent également à notre cerveau et à nos émotions. La manière dont nous nous nourrissons peut influencer la façon dont nous gérons le stress, l'anxiété et même notre humeur au quotidien.

Les nutriments contenus dans les aliments que nous consommons jouent un rôle fondamental dans la régulation des neurotransmetteurs, les messagers chimiques du cerveau qui influencent nos émotions et notre humeur. Par exemple, les acides aminés présents dans les protéines sont les précurseurs de la sérotonine, un neurotransmetteur qui joue un rôle clé dans la régulation de l'humeur et de l'anxiété. En veillant à obtenir une quantité adéquate de protéines dans notre alimentation, nous pouvons contribuer à maintenir un équilibre émotionnel plus stable.

De plus, les graisses saines, comme celles présentes dans les avocats, les noix et les poissons gras, sont essentielles à la santé du cerveau. Ces graisses fournissent les acides gras oméga-3 et oméga-6, qui sont impliqués dans le fonctionnement optimal des cellules nerveuses et la communication entre les neurones. Des études ont montré que les régimes riches en ces graisses saines sont associés à une réduction de l'inflammation cérébrale et à une amélioration de la santé mentale.

De plus, l'équilibre des glucides complexes, des protéines et des fibres dans notre alimentation peut aider à réguler la glycémie et à prévenir les fluctuations extrêmes qui peuvent contribuer à des sautes d'humeur et à des épisodes d'anxiété. En privilégiant les sources de glucides à faible indice glycémique, tels que les grains entiers et les légumes, nous pouvons maintenir un apport énergétique constant pour le cerveau, ce qui peut favoriser la stabilité émotionnelle.

Les Liens Entre l'Alimentation et les Émotions

Notre alimentation ne se contente pas d'affecter notre santé physique, elle a également un impact profond sur nos émotions et notre santé mentale. Les aliments que nous choisissons de consommer peuvent influencer nos humeurs, notre niveau d'anxiété et même notre capacité à faire face au stress.

Les sucres raffinés et les aliments riches en glucides simples, comme les confiseries et les boissons sucrées, peuvent provoquer des fluctuations rapides de la glycémie, entraînant des pics d'énergie suivis de baisses brutales. Ces fluctuations peuvent se traduire par des changements d'humeur, des irritations et même des sensations d'anxiété. Opter pour des sources de glucides complexes, comme les grains entiers, les légumes et les fruits, permet de stabiliser la glycémie et d'éviter ces fluctuations indésirables.

Certains nutriments spécifiques jouent un rôle clé dans la production de neurotransmetteurs régulant l'humeur. Par exemple, le tryptophane, un acide aminé présent dans certains aliments, est un précurseur de la sérotonine. Une carence en tryptophane peut entraîner une diminution de la production de sérotonine, ce qui peut contribuer à des sentiments d'anxiété et de dépression. Des sources alimentaires de tryptophane, comme la dinde, les noix et les légumineuses, peuvent être bénéfiques pour maintenir un équilibre émotionnel.

Les acides gras oméga-3, présents dans les poissons gras, les noix et les graines de lin, sont également essentiels pour la santé mentale. Ils sont impliqués dans la formation de membranes cellulaires cérébrales et jouent un rôle dans la régulation de l'inflammation dans le cerveau. Des études suggèrent que les régimes riches en oméga-3 peuvent contribuer à réduire les symptômes de l'anxiété et de la dépression.

Pratiques Alimentaires pour Réduire l'Anxiété

Adopter des pratiques alimentaires conscientes et équilibrées peut grandement contribuer à la réduction de l'anxiété et au renforcement de la santé mentale. Voici quelques stratégies alimentaires qui peuvent vous aider à apaiser les tensions émotionnelles et à favoriser un bien-être global :

Consommez des Aliments Riches en Antioxydants :
Les antioxydants, présents dans des aliments tels que les baies, les agrumes, les épinards et les légumes crucifères, jouent un rôle clé dans la protection contre les dommages oxydatifs dans le cerveau. Ils peuvent aider à réduire l'inflammation, qui est souvent associée à l'anxiété et à d'autres troubles émotionnels.

Équilibrez les Macronutriments :
Adoptez une approche équilibrée en ce qui concerne les macronutriments, c'est-à-dire les glucides, les protéines et les graisses. Les glucides complexes fournissent une énergie durable, les protéines soutiennent la synthèse des neurotransmetteurs et les graisses saines sont essentielles pour la santé cérébrale. Veillez à inclure des sources de chaque groupe alimentaire dans vos repas pour maintenir un équilibre énergétique et émotionnel.

Privilégiez les Aliments Riches en Vitamines B :
Les vitamines B, en particulier les vitamines B6, B9 (acide folique) et B12, sont importantes pour la santé du système nerveux et la production de neurotransmetteurs. Les légumes à feuilles vertes, les légumineuses, les céréales complètes et les produits d'origine animale (pour la vitamine B12) sont de bonnes sources de ces vitamines.

Hydratation Adéquate :
La déshydratation peut aggraver les symptômes de l'anxiété, y compris les maux de tête et la fatigue. Assurez-vous de boire suffisamment d'eau tout au long de la journée pour maintenir un équilibre hydrique optimal.

Évitez les Excès de Caféine et d'Alcool :
La caféine peut aggraver les symptômes de l'anxiété en augmentant l'excitabilité du système nerveux. L'alcool, quant à lui, peut déprimer le système nerveux et perturber le sommeil. Limitez votre consommation de caféine et d'alcool, et soyez attentif aux effets qu'ils ont sur votre état émotionnel.

Pratiquez la Pleine Conscience Alimentaire :
Mangez lentement, en étant pleinement présent à chaque bouchée. Prenez conscience de la texture, de la saveur et de l'odeur des aliments.
Cette approche peut vous aider à reconnaître les signaux de faim et de satiété, et à développer une relation plus saine avec la nourriture.

Planifiez des Repas Réguliers :
Évitez de sauter des repas, car cela peut provoquer des fluctuations de la glycémie pouvant aggraver l'anxiété. Planifiez des repas équilibrés tout au long de la journée pour maintenir un niveau d'énergie stable.

En adoptant ces pratiques alimentaires, vous pouvez créer un environnement interne propice à la réduction de l'anxiété et à la promotion d'une meilleure santé mentale. Votre alimentation peut jouer un rôle important dans votre bien-être émotionnel, en vous fournissant les nutriments nécessaires pour réguler vos émotions et cultiver un état d'esprit calme et équilibré.

L'Effet Régulateur de l'Exercice Physique

Les Bases de l'Exercice Physique et ses Effets sur l'Anxiété

L'exercice physique, sous ses diverses formes, offre une voie puissante pour atténuer l'anxiété et promouvoir le bien-être émotionnel. Comprendre les bases de l'effet régulateur de l'exercice sur l'anxiété peut aider à exploiter cette ressource précieuse pour gérer les symptômes anxieux et cultiver une meilleure santé mentale.

Les Mécanismes de l'Effet Anti-Anxiété de l'Exercice :
Lorsque nous nous engageons dans une activité physique, notre corps libère des neurotransmetteurs tels que les endorphines, souvent surnommées "hormones du bonheur". Ces composés biochimiques agissent comme des analgésiques naturels et induisent une sensation de bien-être. De plus, l'exercice stimule la production de sérotonine, un neurotransmetteur impliqué dans la régulation de l'humeur et des émotions. Cette combinaison d'effets biochimiques peut contribuer à atténuer les sensations d'anxiété et à améliorer notre état émotionnel global.

Le Rôle de l'Exercice dans la Réduction du Stress :
Le stress chronique est souvent un compagnon de l'anxiété. L'exercice physique joue un rôle crucial dans la réduction du stress en diminuant les niveaux d'hormones telles que le cortisol, qui sont associées à la réaction de stress. En participant régulièrement à une activité physique, nous pouvons aider notre corps à gérer plus efficacement les réponses au stress, ce qui peut en fin de compte réduire l'intensité des symptômes anxieux.

Les Effets sur la Confiance en Soi :
L'anxiété peut éroder la confiance en soi et l'estime de soi. L'exercice physique, en particulier lorsqu'il devient une routine régulière, peut renforcer la confiance en soi.
Les réalisations sportives, qu'elles soient grandes ou petites, peuvent contribuer à améliorer l'image que nous avons de nous-mêmes.

Cette augmentation de la confiance en soi peut avoir un effet positif sur notre capacité à faire face aux situations stressantes et anxiogènes.

Le Lien entre l'Exercice et le Sommeil :
Un sommeil de qualité est essentiel pour la gestion de l'anxiété. L'exercice régulier peut favoriser un sommeil plus profond et réparateur en régulant les rythmes circadiens et en réduisant l'insomnie. Un meilleur sommeil, à son tour, peut contribuer à une meilleure santé mentale en général, en renforçant notre capacité à faire face aux défis émotionnels.

L'Exercice comme Outil de Gestion Pratique :
Il est important de noter que l'exercice physique n'est pas nécessairement synonyme de séances d'entraînement intensives en salle de sport. Les bienfaits de l'exercice peuvent être obtenus par une variété d'activités, du yoga paisible à la marche en plein air. L'essentiel est de trouver une forme d'exercice qui vous convient et que vous appréciez, car cela augmente les chances de maintenir une routine régulière.

Choix d'Exercices Adaptés à Votre Situation

Lorsque vous envisagez d'incorporer l'exercice physique dans votre routine pour atténuer l'anxiété, il est crucial de choisir des activités qui sont adaptées à votre situation individuelle. Le type d'exercice que vous choisissez, ainsi que la manière dont vous l'approchez, peuvent influencer considérablement les avantages que vous en tirerez en termes de bien-être mental.

Identifier Vos Préférences et Limites :
Chacun a ses préférences en matière d'activités physiques. Certaines personnes trouvent la relaxation dans le yoga ou le tai-chi, tandis que d'autres préfèrent l'intensité d'une séance de course à pied. Il est important de choisir des activités qui vous plaisent et qui vous motivent. De plus, tenez compte de vos limitations physiques ou médicales, et assurez-vous que les exercices que vous choisissez sont adaptés à votre condition.

La Régularité plutôt que l'Intensité :
Lorsque vous débutez ou reprenez une routine d'exercice, l'accent devrait être mis sur la régularité plutôt que sur l'intensité. Commencez lentement et progressivement, en vous donnant le temps de vous adapter. L'objectif est d'incorporer l'exercice dans votre vie de manière durable plutôt que de vous épuiser rapidement. L'exercice modéré et régulier peut être tout aussi bénéfique, voire plus, que des séances intenses et irrégulières.

Considérez Votre Environnement :
Votre environnement joue un rôle important dans le choix de vos activités physiques. Si vous préférez être en plein air, envisagez des activités comme la marche, la course, le vélo ou la randonnée. Si vous aimez la tranquillité, des exercices de yoga ou de méditation peuvent mieux vous convenir. Adapter vos choix d'exercices à votre environnement et à vos préférences peut rendre l'expérience plus agréable et motivante.

L'Importance de la Progression :
Une fois que vous avez établi une routine d'exercice, il est important de continuer à progresser. Augmentez progressivement la durée, l'intensité ou la complexité de vos séances pour éviter de stagner et pour continuer à ressentir des bienfaits sur votre santé mentale. Cependant, la progression doit se faire de manière prudente et respectueuse de vos limites physiques.

L'Adaptabilité aux Changements :
La vie est ponctuée de changements et de défis, et cela peut affecter votre routine d'exercice. Soyez prêt à vous adapter en fonction des circonstances. Si vous traversez une période stressante ou occupée, il est acceptable de réduire légèrement l'intensité ou la durée de vos séances d'exercice. L'objectif est de maintenir la cohérence sur le long terme plutôt que de se sentir coupable en cas de fluctuations temporaires.

Le rôle crucial du sommeil dans la gestion de l'anxiété

L'importance du sommeil pour la régulation émotionnelle

Le sommeil joue un rôle fondamental dans la régulation émotionnelle et la gestion de l'anxiété. Une nuit de sommeil de qualité contribue à maintenir un équilibre émotionnel stable, ce qui peut avoir un impact significatif sur notre capacité à faire face aux défis stressants de la vie. Lorsque nous sommes privés de sommeil, notre cerveau a tendance à réagir de manière plus intense aux situations stressantes, ce qui peut amplifier les sentiments d'anxiété.

Le sommeil est essentiel pour la consolidation des souvenirs et le traitement émotionnel des expériences vécues. Pendant le sommeil, notre cerveau trie et traite les informations de la journée, ce qui contribue à mettre en perspective nos inquiétudes et nos peurs. Un sommeil réparateur permet donc de mieux gérer nos émotions et de réduire l'intensité de l'anxiété que nous pouvons ressentir face à des situations stressantes.

Il est recommandé de viser environ 7 à 9 heures de sommeil par nuit pour la plupart des adultes. Cependant, la qualité du sommeil est tout aussi importante que la quantité. Établir une routine de sommeil régulière, créer un environnement propice au repos et adopter des pratiques de relaxation avant le coucher peuvent tous contribuer à améliorer la qualité de notre sommeil.

L'interaction entre le sommeil et les mécanismes de l'anxiété

Le lien entre le sommeil et l'anxiété est bidirectionnel, ce qui signifie que non seulement l'anxiété peut perturber notre sommeil, mais aussi que le manque de sommeil peut aggraver les symptômes d'anxiété.

Lorsque nous sommes anxieux, notre esprit peut être en proie à des pensées incessantes et inquiètes, ce qui rend difficile l'endormissement et peut provoquer des réveils nocturnes fréquents.

D'un autre côté, le manque de sommeil peut rendre notre système nerveux plus réactif aux stimuli stressants, ce qui peut augmenter notre vulnérabilité à l'anxiété. Les personnes qui souffrent d'insomnie ou de troubles du sommeil sont plus susceptibles de développer des problèmes d'anxiété. Les cycles de sommeil perturbés peuvent perturber la régulation des émotions et la fonction cognitive, ce qui peut rendre plus difficile la gestion des situations stressantes.

Il est important de reconnaître ce cercle vicieux entre le sommeil et l'anxiété et de prendre des mesures pour briser ce cycle. En améliorant la qualité de notre sommeil, nous pouvons réduire la sensibilité de notre cerveau aux déclencheurs d'anxiété et améliorer notre capacité à faire face aux défis émotionnels. Des techniques de relaxation, la méditation et une hygiène de sommeil adéquate peuvent tous contribuer à améliorer la qualité du sommeil et à réduire les symptômes d'anxiété.

Pratiques pour favoriser un sommeil réparateur

Maintenir un sommeil de qualité est essentiel pour gérer l'anxiété de manière efficace. Voici quelques pratiques qui peuvent favoriser un sommeil réparateur et contribuer à atténuer les symptômes d'anxiété :

1. Gérer le stress avant le coucher :
Le stress peut facilement perturber notre sommeil. Avant de vous coucher, prenez le temps de vous détendre en pratiquant des activités apaisantes telles que la lecture, la méditation ou un bain chaud. Évitez les discussions stressantes ou les tâches stimulantes avant le coucher.

2. Éviter les repas copieux avant le coucher : Les repas lourds et riches en graisses peuvent entraîner des problèmes digestifs qui perturbent le sommeil. Essayez de dîner au moins deux à trois heures avant le coucher pour laisser suffisamment de temps à votre corps pour digérer.

3. Limiter la consommation d'alcool et de caféine :
La consommation excessive d'alcool et de caféine peut nuire à la qualité de votre sommeil. Évitez de boire ces substances en soirée pour éviter les perturbations nocturnes.

4. Créer un rituel de coucher :
Mettez en place un rituel apaisant avant le coucher. Cela pourrait inclure des activités relaxantes comme la lecture, l'écoute de musique douce, ou la tenue d'un journal pour évacuer les pensées anxieuses.

5. Faire de votre chambre un sanctuaire de sommeil :
Rendez votre chambre aussi confortable et invitante que possible. Un matelas et des oreillers de qualité, des draps propres et une température agréable contribuent tous à un sommeil plus réparateur.

6. Éviter de regarder l'heure :
Obséder sur l'heure pendant la nuit peut augmenter l'anxiété à mesure que vous réalisez combien de temps il vous reste pour dormir. Évitez de regarder l'horloge pendant la nuit pour réduire ce stress inutile.

7. Consacrer du temps au soleil pendant la journée :
L'exposition à la lumière naturelle pendant la journée peut aider à réguler notre horloge biologique et améliorer la qualité de notre sommeil. Essayez de passer du temps à l'extérieur chaque jour, même si ce n'est que pour une courte promenade.

En combinant ces pratiques, vous pouvez créer un environnement propice à un sommeil réparateur et à la gestion de l'anxiété. L'amélioration de votre sommeil peut non seulement réduire les symptômes d'anxiété, mais aussi améliorer votre qualité de vie globale en renforçant votre bien-être mental et émotionnel.

Pour Conclure :

Le chapitre 6 a exploré l'importance du bien-être global dans la gestion de l'anxiété. En comprenant comment notre alimentation, notre niveau d'activité physique et notre qualité de sommeil interagissent avec nos émotions et nos pensées, vous pouvez développer des stratégies efficaces pour réduire les symptômes anxieux. En adoptant une approche holistique de votre santé mentale et physique, vous créez un environnement favorable à la réduction de l'anxiété et à l'amélioration de votre bien-être global. Le chapitre suivant vous guidera à travers la création d'un plan d'action personnalisé pour mettre en pratique les enseignements de ce livre et vous aider à progresser vers une vie plus sereine et épanouissante.

Chapitre 7 :

Votre Plan d'Action Personnalisé

Étape 1 : Auto-évaluation des Symptômes et Déclencheurs

L'auto-évaluation est une étape cruciale pour mieux comprendre vos angoisses, identifier les déclencheurs spécifiques et poser les bases d'un plan de gestion efficace. Voici comment vous pouvez aborder cette étape :

Conscience de Soi :
Prenez du temps pour vous connecter à vos émotions et à vos sensations. Tenez un journal intime où vous enregistrez vos moments d'anxiété, vos inquiétudes et les circonstances qui les accompagnent.

Identification des Symptômes :
Notez les symptômes physiques, émotionnels et cognitifs que vous ressentez lors des épisodes d'anxiété. Cela peut inclure des palpitations, des pensées négatives, des tremblements, etc.

Analyse des Déclencheurs :
Identifiez les situations, les lieux, les personnes ou les événements qui déclenchent vos angoisses. Examinez en profondeur ces déclencheurs pour mieux comprendre leurs origines et leurs implications.

Évaluation de l'Impact :
Évaluez comment vos angoisses affectent votre vie quotidienne, vos relations, votre travail et vos activités. Cela vous aidera à comprendre l'ampleur du problème et à fixer des objectifs clairs.

Échelle d'Anxiété :
Créez une échelle d'anxiété, de 1 à 10, pour quantifier l'intensité de votre anxiété dans différentes situations. Cela vous permettra de suivre les fluctuations de vos symptômes au fil du temps.

Historique :
Passez en revue votre historique personnel pour repérer les moments où l'anxiété était plus intense. Identifiez les schémas récurrents et les événements de vie qui pourraient avoir contribué.

Auto-Questionnement :
Posez-vous des questions réfléchies sur vos angoisses. Quelles sont vos plus grandes peurs ? Quels sont les schémas de pensées négatives qui alimentent vos inquiétudes ? Cherchez des modèles cognitifs.

Consultation Professionnelle :
Si nécessaire, envisagez de consulter un professionnel de la santé mentale pour une évaluation plus approfondie. Leur expertise peut vous aider à mieux comprendre vos angoisses et à élaborer des stratégies de gestion adaptées.

Pour Conclure :

L'étape 1 de votre plan d'action personnalisé consiste à vous plonger profondément dans la compréhension de vos angoisses. En identifiant vos symptômes, vos déclencheurs et l'impact sur votre vie, vous créerez une base solide pour les étapes suivantes de gestion et de récupération. Cette auto-évaluation vous aidera à développer des stratégies spécifiques pour faire face à vos angoisses de manière proactive et à progresser vers une vie plus équilibrée et épanouissante.

Étape 2 : Sélection des Techniques de Gestion Adaptées à Votre Situation

Après avoir identifié vos angoisses et leurs déclencheurs, il est temps de sélectionner les techniques de gestion qui correspondent le mieux à votre situation. Voici comment procéder :

Exploration des Techniques :
Familiarisez-vous avec différentes techniques de gestion de l'anxiété, telles que la respiration profonde, la méditation, la relaxation musculaire progressive, la visualisation, la pleine conscience, etc.

Adaptation Personnelle :
Chaque personne est unique, et ce qui fonctionne pour l'un peut ne pas convenir à l'autre. Choisissez des techniques qui résonnent avec vous et qui s'intègrent naturellement dans votre routine.

Expérimentation :
Essayez différentes techniques pour déterminer celles qui vous apportent le plus de soulagement. Il peut être utile de tenir un journal pour suivre vos expériences et noter celles qui vous aident le plus.

Combinaison de Techniques :
Parfois, combiner plusieurs techniques peut être plus efficace. Par exemple, la combinaison de la respiration profonde avec la méditation peut renforcer l'effet apaisant.

Formation :
Si vous choisissez des techniques qui nécessitent une certaine compétence, comme la méditation, envisagez de suivre des formations en ligne ou de participer à des ateliers pour approfondir votre pratique.

Planification :
Intégrez vos techniques de gestion de l'anxiété dans votre emploi du temps quotidien.
Créez des moments dédiés pour pratiquer ces techniques, que ce soit le matin, pendant une pause déjeuner ou le soir.

Ajustements :
Soyez ouvert à ajuster vos techniques en fonction de vos besoins changeants. Ce qui fonctionne bien aujourd'hui peut nécessiter des ajustements à l'avenir.

Engagement :
La clé du succès réside dans la cohérence. Engagez-vous à pratiquer régulièrement les techniques que vous avez choisies, même lorsque vous vous sentez bien.

Pour Conclure :

L'étape 2 de votre plan d'action consiste à explorer et à sélectionner les techniques de gestion de l'anxiété qui vous conviennent le mieux. En expérimentant différentes approches et en adaptant les techniques à votre propre style de vie, vous vous donnez les moyens de surmonter vos angoisses de manière proactive. Gardez à l'esprit que ces techniques sont des outils puissants pour gérer le stress et l'anxiété, et qu'avec une pratique régulière, vous pouvez développer une boîte à outils solide pour faire face aux défis émotionnels avec confiance et résilience.

Étape 3 : Établissement d'un Calendrier pour la Pratique Régulière

Maintenant que vous avez identifié les techniques de gestion de l'anxiété qui vous conviennent, il est temps d'établir un calendrier pour une pratique régulière. Suivre un calendrier structuré vous aidera à intégrer ces techniques de manière cohérente dans votre vie quotidienne. Voici comment procéder :

Définir des Moments Clés :
Identifiez les moments de la journée où vous êtes le plus susceptible de pratiquer vos techniques de gestion de l'anxiété. Peut-être que le matin vous convient mieux pour la méditation, tandis que la respiration profonde pourrait être bénéfique avant une réunion stressante.

Créer une Routine :
Intégrez vos moments de pratique dans votre routine quotidienne. Par exemple, vous pourriez choisir de méditer pendant 15 minutes après votre séance d'exercice matinale ou de pratiquer la pleine conscience pendant une pause déjeuner.

Utiliser des Rappels :
Placez des rappels visuels ou des alarmes sur votre téléphone pour vous rappeler de pratiquer vos techniques. Cela peut vous aider à rester responsable et à éviter d'oublier.

Planification Réaliste :
Soyez réaliste quant au temps que vous pouvez consacrer à la pratique. Il vaut mieux commencer par de courtes sessions que de se sentir dépassé par des attentes trop élevées.

Variété :
Alternez entre différentes techniques pour éviter la monotonie. Cela peut également vous aider à cibler différentes sources d'anxiété.

Progression Graduelle :
Si vous êtes nouveau dans la pratique des techniques de gestion de l'anxiété, commencez lentement et augmentez progressivement la durée et la fréquence au fil du temps.

Adaptation :
Si votre emploi du temps change, adaptez votre calendrier en conséquence. L'objectif est de rendre la pratique aussi fluide et accessible que possible.

Pour Conclure :

L'étape 3 de votre plan d'action consiste à établir un calendrier pour la pratique régulière de vos techniques de gestion de l'anxiété. En créant une routine cohérente et en intégrant ces moments dans votre emploi du temps, vous renforcez votre engagement envers votre bien-être émotionnel. Souvenez-vous que la clé est la constance, même si les sessions sont courtes. Avec le temps, cette pratique régulière renforcera votre capacité à faire face aux angoisses et à maintenir un état d'esprit équilibré et positif.

Étape 4 : Création d'un Journal d'Anxiété pour Suivre les Progrès

La création d'un journal d'anxiété est un outil puissant pour suivre vos progrès, mieux comprendre vos schémas d'anxiété et ajuster vos stratégies en conséquence. Un journal d'anxiété vous permet de mettre en lumière les situations, les pensées et les émotions qui déclenchent votre anxiété, ce qui peut vous aider à développer des solutions spécifiques. Voici comment créer un journal d'anxiété efficace :

Choix du Format :
Vous pouvez opter pour un carnet papier, une application ou un document numérique. Choisissez le format qui vous semble le plus pratique et accessible.

Enregistrement Régulier :
Prenez l'habitude d'enregistrer vos expériences d'anxiété régulièrement. Cela pourrait être une fois par jour ou à chaque fois que vous ressentez de l'anxiété.

Décrire les Situations :
Notez les situations spécifiques qui ont déclenché votre anxiété. Incluez les détails tels que le lieu, les personnes présentes, l'heure de la journée et ce que vous faisiez.

Pensées et Émotions :
Identifiez les pensées négatives et les émotions que vous avez ressenties dans ces situations. Essayez d'être aussi précis que possible.

Niveaux d'Anxiété :
Évaluez l'intensité de votre anxiété sur une échelle de 1 à 10 pour chaque situation. Cela vous aidera à suivre les tendances et les fluctuations.

Stratégies Utilisées :
Notez les techniques de gestion de l'anxiété que vous avez utilisées dans chaque situation. Évaluez leur efficacité et comment elles ont influencé votre anxiété.

Réflexion :
À la fin de chaque journée, prenez quelques minutes pour réfléchir à vos entrées. Identifiez les schémas récurrents et les améliorations.

Ajustements Graduels :
En examinant votre journal d'anxiété sur une période, vous pourrez ajuster vos stratégies en fonction des modèles identifiés. Cela vous permettra d'affiner vos réponses aux déclencheurs d'anxiété.

Pour Conclure :

L'étape 4 de votre plan d'action consiste à créer un journal d'anxiété pour suivre vos progrès et mieux comprendre les schémas de votre anxiété. Ce journal vous offre des perspectives précieuses pour adapter vos stratégies et mieux gérer vos déclencheurs. N'oubliez pas que le journal d'anxiété ne doit pas être une source de stress supplémentaire. Utilisez-le comme un outil d'apprentissage et d'amélioration continue dans votre voyage vers la libération de l'anxiété.

Étape 5 : Ajustement et Adaptation des Stratégies au Fil du Temps

Une des clés pour réussir à gérer efficacement l'anxiété est la flexibilité. Les techniques qui fonctionnent aujourd'hui peuvent ne pas fonctionner demain, car votre anxiété peut évoluer ou être déclenchée par de nouvelles situations. L'étape 5 consiste à ajuster et à adapter vos stratégies de gestion de l'anxiété au fil du temps pour répondre à vos besoins changeants. Voici comment procéder :

Réévaluation Régulière :
Prenez l'habitude de réévaluer vos stratégies de gestion de l'anxiété à intervalles réguliers. Cela peut être une fois par mois ou à mesure que de nouvelles situations surviennent.

Analyse des Résultats :
Passez en revue vos journaux d'anxiété et vos observations pour identifier les tendances et les schémas récurrents. Quelles stratégies ont été efficaces et lesquelles ont besoin d'ajustements ?

Identification des Changements :
Si vous remarquez des changements dans vos déclencheurs d'anxiété ou dans la manière dont vous y répondez, notez-les. Cela peut inclure de nouveaux facteurs de stress ou des réactions différentes.

Nouvelles Stratégies :
Explorez de nouvelles techniques de gestion de l'anxiété qui pourraient mieux s'adapter à vos besoins actuels. Vous pourriez découvrir des approches que vous n'avez pas envisagées auparavant.

Combinaison de Techniques :
N'hésitez pas à combiner différentes techniques pour créer une approche personnalisée. Par exemple, vous pourriez combiner des exercices de respiration avec des méthodes de relaxation musculaire.

Consultation Professionnelle :
Si vous trouvez que vos stratégies actuelles ne sont pas suffisamment efficaces, envisagez de consulter un professionnel de la santé mentale. Ils peuvent vous aider à ajuster vos approches et à développer de nouvelles compétences.

Pour Conclure :

L'étape 5 de votre plan d'action consiste à être adaptable et flexible dans vos stratégies de gestion de l'anxiété. En ajustant et en adaptant vos approches au fil du temps, vous pouvez mieux répondre aux défis changeants de l'anxiété. N'ayez pas peur d'explorer de nouvelles techniques et de consulter des professionnels si nécessaire. Le voyage vers la libération de l'anxiété est une évolution constante, et cette étape vous permet de rester en contrôle et de trouver des solutions qui fonctionnent le mieux pour vous.

Étape 6 : Célébrer les Petites Victoires et Reconnaître les Améliorations

La reconnaissance de vos progrès dans la gestion de l'anxiété est essentielle pour maintenir une attitude positive et encourager votre motivation. L'étape 6 se concentre sur la célébration des petites victoires et la reconnaissance des améliorations que vous accomplissez tout au long de votre parcours. Voici comment aborder cette étape de manière constructive :

Définir des Objectifs Réalistes :
Identifiez des objectifs spécifiques et réalistes liés à la gestion de l'anxiété. Ceux-ci pourraient être liés à des situations qui vous provoquent de l'anxiété ou à des comportements spécifiques que vous essayez de modifier.

Tenir un Journal de Progrès :
Gardez un journal où vous enregistrez vos victoires et vos améliorations. Cela peut inclure des situations dans lesquelles vous avez réussi à faire face à votre anxiété avec succès ou des moments où vous avez utilisé des techniques de gestion de manière efficace.

Célébrer les Victoires :
Lorsque vous atteignez un objectif ou que vous surmontez avec succès une situation anxiogène, prenez le temps de célébrer. Cela peut être quelque chose de petit, comme vous féliciter intérieurement ou vous offrir une récompense.

Reconnaître les Améliorations :
Soyez attentif aux petits changements positifs que vous remarquez dans votre comportement, vos pensées et vos émotions liées à l'anxiété. La reconnaissance de ces améliorations peut renforcer votre confiance en vous.

Pratiquer la Gratitude :
Intégrez la gratitude dans votre routine quotidienne en vous concentrant sur les aspects positifs de votre vie. Cela peut aider à équilibrer les pensées anxieuses et à renforcer votre résilience émotionnelle.

Partager Vos Victoires :
Partagez vos réussites avec des amis proches, des membres de votre famille ou un groupe de soutien. Cela non seulement vous permet de célébrer ensemble, mais aussi d'obtenir des encouragements et du soutien.

Pour Conclure :

L'étape 6 de votre plan d'action est une invitation à célébrer vos succès, grands et petits, dans la gestion de l'anxiété. En reconnaissant vos victoires et en observant les améliorations, vous renforcez votre confiance en vos compétences et votre capacité à surmonter les défis. La célébration et la gratitude vous aident à maintenir une perspective positive tout au long de votre parcours vers une vie plus épanouissante et libérée de l'emprise de l'anxiété.

Étape 7 : Se Projeter dans l'Avenir avec Confiance et Sérénité

L'aboutissement de votre parcours pour maîtriser l'anxiété est de regarder vers l'avenir avec confiance et sérénité. Cette étape finale vous encourage à envisager votre avenir de manière positive et à continuer à appliquer les stratégies que vous avez apprises pour maintenir votre bien-être émotionnel. Voici comment aborder cette étape avec succès :

Visualiser Votre Succès :
Prenez le temps de visualiser votre vie sans l'emprise de l'anxiété. Imaginez-vous faisant face à des défis et des situations stressantes avec calme et confiance. Cette technique de visualisation peut renforcer votre croyance en votre capacité à gérer efficacement l'anxiété.

Utiliser Vos Outils :
Rappellez-vous des techniques de gestion de l'anxiété que vous avez apprises tout au long de votre parcours. Continuez à les pratiquer régulièrement, même lorsque vous vous sentez bien. Ces outils deviendront des habitudes qui vous aideront à maintenir votre équilibre émotionnel.

Établir des Objectifs à Long Terme :
Fixez-vous des objectifs à long terme qui sont en ligne avec vos aspirations et vos valeurs. Ces objectifs vous donnent un sentiment de direction et de motivation pour continuer à progresser.

Pratiquer l'Acceptation :
L'acceptation de vous-même et de vos émotions, qu'elles soient positives ou négatives, est essentielle pour maintenir une perspective équilibrée. L'anxiété peut encore se manifester, mais en l'acceptant, vous réduisez son pouvoir sur vous.

Nourrir la Croissance Personnelle :
Continuez à chercher des opportunités de croissance personnelle
et de développement.
Apprendre de nouvelles compétences, explorer de nouveaux
intérêts et sortir de votre zone de confort peuvent renforcer votre
confiance en vous.

Pratiquer la Pleine Conscience :
La pleine conscience reste une ressource puissante pour rester
ancré dans le moment présent et cultiver une attitude de sérénité.
Intégrez régulièrement des moments de pleine conscience dans
votre quotidien.

Pour Conclure :

L'étape 7 marque la fin de votre voyage pour maîtriser l'anxiété
et ouvre la porte à un avenir empli de confiance et de sérénité. En
utilisant les outils que vous avez acquis et en continuant à
cultiver des habitudes positives, vous créez un fondement solide
pour une vie épanouissante. L'avenir peut apporter des défis,
mais avec une vision positive, une attitude de pleine conscience
et une confiance en vos capacités, vous êtes prêt à affronter ce
qui vient avec calme et résilience.

Mot de la Fin

Félicitations

Félicitations, cher lecteur, d'avoir parcouru ce voyage à travers les méandres de l'anxiété et d'avoir exploré les stratégies et les outils pour la surmonter. Votre engagement à comprendre vos propres angoisses et à travailler vers un bien-être émotionnel est une démarche admirable et courageuse.

Rappelez-vous que la maîtrise de l'anxiété est un processus continu. Chaque petit pas que vous prenez vers la compréhension de vos émotions et la mise en pratique de nouvelles techniques est une victoire en soi. Les défis peuvent surgir, mais grâce aux connaissances acquises dans ce livre, vous êtes mieux préparé pour les affronter.

L'angoisse n'est pas une faiblesse, mais une opportunité de croissance et de découverte personnelle. En utilisant les connaissances et les compétences que vous avez acquises, vous pouvez progressivement transformer l'anxiété en une force positive qui vous permet de vivre pleinement et en accord avec vos aspirations.

N'oubliez pas que vous n'êtes pas seul dans ce voyage. Il est important e s'entourer de personnes de confiance qui vous soutiennent dans votre quête de bien-être émotionnel. Si vous ressentez le besoin d'aide supplémentaire, n'hésitez pas à consulter des professionnels de la santé.

En vous engageant dans ce processus, vous prenez le contrôle de votre vie et de vos émotions. Chaque jour est une nouvelle opportunité de mettre en pratique les enseignements de ce livre et de vivre une vie empreinte de sérénité, de confiance et d'accomplissement.

Je vous remercie chaleureusement d'avoir choisi "Angoisse Libérée : Un Guide Pratique pour Démystifier et Maîtriser vos Inquiétudes".
J'espére sincèrement que ce livre a enrichi votre compréhension de l'anxiété et vous a fourni les outils nécessaires pour cultiver un bien-être durable.

N'oubliez pas que chaque étape que vous franchissez est un pas de plus vers une vie épanouissante et sans limites.
Je vous encourage à mettre en pratique ce que vous avez appris, à embrasser le changement avec ouverture et à vous engager pleinement dans votre propre parcours vers la paix intérieure.

Avec toute ma gratitude,

Olivier Steele.